U0100652

大展好書 好書大展

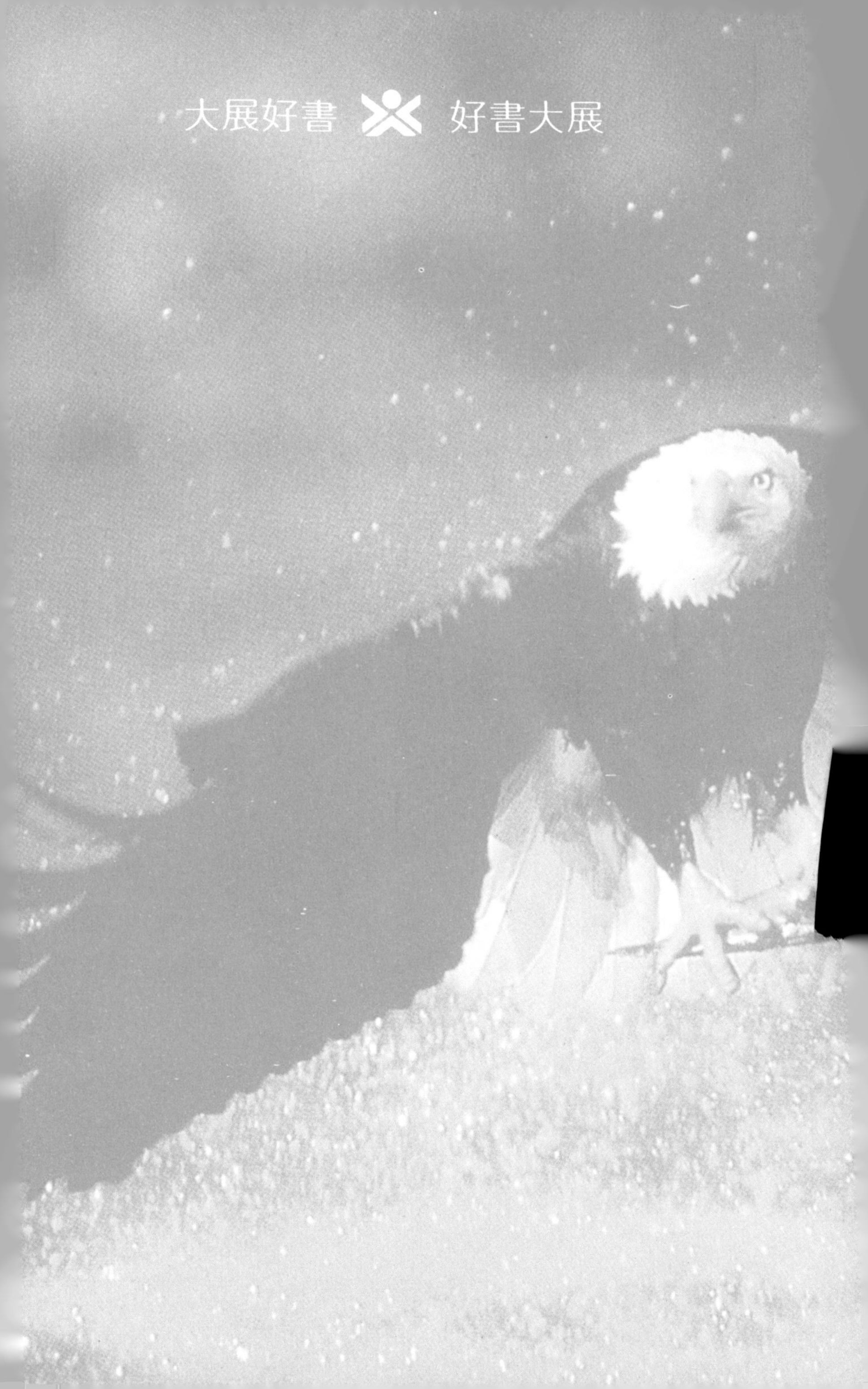
大展好書 好書大展

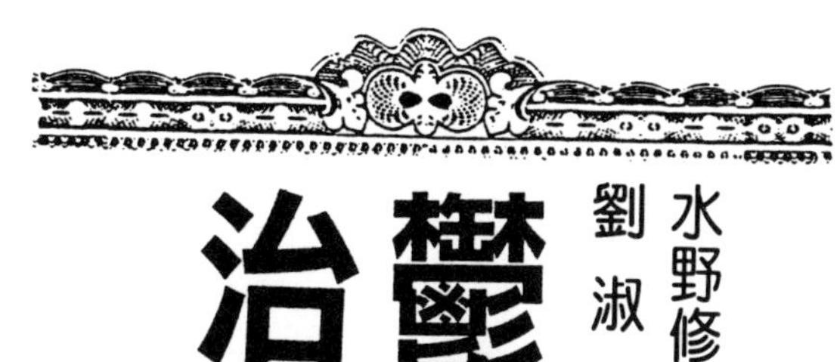

水野修一／著
劉淑錦／譯

鬱金（美王）治百病

96
健康天地

目錄

序章　今日熱門話題！「神秘的藥草」鬱金　13

⊙鬱金的神奇療效　13／⊙可有效治療現代成人病的藥草　14／⊙在現代中被喚醒的藥草　16／⊙美王的原產地是印度　17

⊙日本的美王幾乎都種植於沖繩　18

第一章　美王的療效

★治癌、強化肝臟功能、預防糖尿病等廣受學會矚目

①美國化學學會發表之美王治癌藥效　20

⊙抗癌、除掉活性氧的功效　20／⊙文部省的報告亦肯定其抗氧化性

21／⊙「新抗癌十年計畫」也將美王列為研究對象　22／⊙對致癌物之抑制效果　23／⊙台灣大學也著手於抗癌作用的研究　24

②希望其強化肝臟機能、健胃等功效也能發揮　25

⊙薑黃素、精油成份可增強解毒作用　26／⊙促進膽汁分泌、預防肝病等療效可期　27

③控制膽固醇值的功能　30

⊙日本年輕人的膽固醇值高於美國年輕人　31／⊙自然調節膽固醇的美王　31

④預防糖尿病併發症效果良好　32

⊙胰島素不足導致血糖上升　33

⑤擴張末梢血管、抑制高血壓　35

⑥預防動脈硬化症　37

目　錄

⊙防止老化的良方　37

⑦促進膽汁分泌、達到健胃效果　38

⑧殺菌、預防感染及抗炎功效　39

⑨可做為良好的合併藥劑　40

⊙使小量藥劑發揮最大功效的美王　41

⑩可以補充一般人攝取不足的鈣質　42

⊙沖繩產的美王含豐富的鈣質　45／⊙三個人中有二人鈣不足　45

⑪美王所含的鉀可以預防高血壓　49

⊙壓力過大的現代人容易缺鉀　49

⑫鈣和鎂的均衡搭配　50

⑬驚人的含鐵量　52

⊙豐衣足食的時代仍有缺鐵現象　53

⑭美王的磷和鈣也搭配得很好　54
⊙鈣和磷以一比一來搭配最理想　54
⑮可以補給漸被重視的食物纖維　55
⊙食物纖維對預防成人病的功效　56

第二章　親身體驗者詳述的驚人療效

★肝炎、膽結石、胃潰瘍、高血壓、便秘、皮膚乾裂粗糙
◇不知不覺肝硬化就完全改善了　60
◇醫院的藥和美王一起服用後，血壓就恢復正常了　63
◇C型肝炎竟然消失了　65
◇胃潰瘍和十二指腸潰瘍都治癒了　67
◇頭痛、腰痛、生理不順等都解決了　69

目錄

◇患膽結石數年無法工作的先生因美王得以康復 71
◇C型肝炎和高血壓好轉 73
◇排尿順暢、便秘和皮膚病也都治好了 75
◇減輕宿醉痛苦，可以輕鬆起床 77
◇美王改善我全家人的體質 80
◇一年就改變了肝臟的數值 82
◇腦出血後的體質改善、痔瘡及鼻蓄膿等皆好轉 84
◇肝臟的劇痛感消失了 86
◇令人頭痛的花粉症（過敏）已痊癒了 88
◇美王使我在肺癌手術後順利恢復體力 91
◇美王治好了母親的老人癡呆症，也解決我自律神經失調的症狀 93

◇公司全體員工都靠美王做健康管理　94
◇美王克服了六十歲以後的各種毛病　96
◇服用美王後，不知疲倦為何物，花粉症也治好了　98
◇數值高達五百的肝臟值在一年後降至四十　100

第三章　令人期待的中藥——美王

★沖繩的春鬱金療效最高
①中國本草書上所記錄的驚人療效　104
⊙『本草綱目』記載的美王功效　106
②藥草用的春鬱金和食用色素用的秋鬱金　107
⊙美王和薑科屬同類　109／春鬱金藥效較佳　110／⊙沖繩產的成份最高　111／⊙粉狀的美王藥效較佳　113

③二十一世紀的醫療趨勢為「東西醫學的融合」 116
⊙綜合治療效果好的生藥 118／⊙受重視的上藥——美王 119
④美王曾是琉球王朝的專賣品 121
⊙大河劇場「琉球之風」中曾出現美王 121／⊙大阪地方的售價驚人 123／⊙薩摩藩也為重整財政而專賣美王 124
⑤適當的處理方法 126

第四章　活用美王的方法

★從牙粉、入浴劑到治療香港腳
①利用粉末充當牙粉 130
②用於沐浴或洗臉能活化肌膚 132
③各式各樣的殺菌效果 133

④無毒性且有抗菌功能，最適合做著色材料或染料 135
⑤加了美王的健康土司 136
⑥用於河豚養殖，繁殖率倍增 137

第五章 輕鬆享受有益健康的美王料理

★沙拉、主食、點心等三十二道料理的介紹
可當生藥可作菜 140
①甘薯栗子糰 141／②甜蓮肉 141／③蓮藕醋花 142／④馬鈴薯饅頭 142／⑤黃醬洋蔥 144／⑥酸甜豆腐渣 146／⑦馬鈴薯沙拉 146／⑧馬鈴薯泥 148／⑨印第安義大利麵 150／⑩芥末蓮藕 150／⑪通心粉沙拉 152／⑫菊花蘿蔔 153／⑬紅豆丸子 153／⑭無花果壽司 154／⑮菱壽司 156／⑯奶油甘薯 157／⑰甘薯蘋果雙燒 157／⑱黃金豆腐渣 158／⑲雙

色蓮藕　158／
⑳豆腐皮捲　160／
㉑奶油菠菜紅蘿蔔　160／
㉒豆腐奶油起司　161／
㉓美王鐵板麵餅　162／
㉔南瓜湯　162／
㉕燉高野豆腐　164／
㉖美王鹽　164／
㉗美王天婦羅　166／
㉘美王洋蔥　166／
㉙味噌醬茄子　168／
㉚茱麗葉湯　169／
㉛咖哩炒飯　169／
㉜南瓜芝蔴糊　171
結語　172

序章　今日熱門話題！「神秘的藥草」鬱金

✪鬱金（美王）的神奇療效

神秘的藥草「美王」現在廣受各方矚目。因為其抑制癌症病發的功能、抗菌功能、健胃功能及強化肝臟等功能正一一得到科學的證明。

此外，全國有數十萬人經由「美王」的治療，而從無藥可救的病症中得到解脫，歡喜之聲洋溢各處。

詳細情形將於第二章中介紹。根據親身體驗者及醫療現場者的說詞，美王具有下列各種功效：強化肝臟功能、健胃、降低膽固醇值、使高血壓正常化、預防動脈硬化、殺菌、預防感染、消炎等等；並被預期可以預防糖尿病所引起的併發症，與其他藥品合用還可提高藥效。

上述這些療效都是現代成人病所需之治療及預防的藥效。此外，最近大家常提到的礦物質及食物纖維等現代人缺乏的成份，在美王中都可找得到，可說是良好的補給品。

美王是「薑」科「鬱金」屬的多年草本植物，自古以來，其根莖就具良好療效；然而，最近反而不被大家所知，也許讀者之中有人是第一次聽到美王的名稱，不過，只要提到咖哩粉的黃色色素或黃蘿蔔（日本的醃菜）的顏色，讀者便不陌生了。

美王含有數百甚至數千種成份，然而，只要其中的二、三十種成份，就足夠發揮其驚人的藥理效能了。這諸多成份中尤以黃色色素「薑黃素」及香精油等油性物質療效最高，已成為專家們熱烈討論的話題。

✪ 可有效治療現代成人病的藥草

現代成人病的三大代表分別為癌症、心臟病及腦中風，這三大疾病所引起的死亡率，幾乎占全體的百分之六十。要預防這三大疾病，最重要的是要做好日常的健康管理，努力不懈於預防之道。

許多人都認為自己很健康，卻不知疾病正在蔓延之中，等到自己發覺不對勁時，通常症狀已相當嚴重了，特別是現代成人病。

環觀現代人的生活環境，飲食生活的洋化、大氣及水質污染、都市化造成的運動不足、過勞及壓力累積等，這些都是助長成人病的要因。

因此，為恐成人病纏身，平日就要養成「自己的健康自己照顧」的觀念，好好從日常預防著手。

所幸最近十年，「醫食同源」的觀念再次為大家所認同，飲食有方是維持健康及預防疾病的重要法門，許多健康食品紛紛出籠，而美王由於療效廣泛——治癌、肝功能障礙、胃腸疾病、糖尿病、高血壓等及其他成人病都在其療效之內，因此，一躍而為最閃亮的健康食品。

關於美王的藥效，在學會上也已被認可。例如，美國化學學會發表了一份研究報告，說明美王的抗癌功效及去除活性氧氣的效能，引起多方注意。

日本方面，厚生省、文部省及科學技術廳等三個單位已注意到美王的藥效，將美王防癌列入一九九五年開始實施的「新抗癌十年計劃」之中。

從這些事實之中，不難窺見大家對美王的期待。

✪在現代中被喚醒的藥草

其實，中國很早就知道美王的這些療效了。在中國的本草書之類的書籍中，記載了許多藥草的性質，關於美王的特殊效能，記錄得相當明確。如消炎、鎮痛、健胃、利膽及活血等，這些功效與現代科學證明的種種效能不謀而合。

這種在中國古早就被用為藥草的美王，不知何時開始進到日本來。唯一可知的是，沖繩的琉球王國當時和南方諸國的往來盛行，由於朝貢關係而從中國進口美王，因而美王開始用於日本。之後，美王成為琉球王國的專賣品，相當貴重，隨著消息的擴散，美王在日本成為高額商品。

據說，因其高療效的特性，又可用於飲食及染料，在大阪一帶廣受歡迎。實際流通路線，是從琉球船運至薩摩，然後再運到大阪一帶販賣。

到了明治時代，美王卻遭到悲慘的命運。由於日本自明治時代起開始西化，所有的一切都以近代化為依歸，醫學方面當然也引進西方的醫術及學問，成為主流。結果，中藥不再被重視，美王也從人們的記憶中消失，直到最近也只有一些偏好者才知道它的存在。

自明治維新起至現代已過了一百二十年，美王終於得以再以其神奇的療效為現代醫學增添色彩。

✪ 美王的原產地是印度

前面提到咖哩的黃色粉末是美王製成的。咖哩粉中所含的美王約百分之二十～百分之四十。一說到咖哩，立刻聯想到印度，印度人的飲食離不開咖哩粉，也就是薑黃。有些印度人旅行時還攜帶薑黃去呢！據說，印度人自古即認為薑黃的顏色（黃色）為神聖的顏色。

除了這個原因以外，姜黃還有一個很大的功能，就是防止食品氧化，保持食品的安定性，這是印度人生活智慧的結晶。當然，印度人如此善於利用薑黃，也是因為印度乃美王之原產地。

✪日本的美王幾乎都種植於沖繩

在日本，春天開的美王叫「春鬱金」、秋天開的叫「秋鬱金」（咖哩用），另外還有一種，一共有三種。不論哪一種，外形皆似薑，可利用的部份皆是根莖部。本書所談的美王，乃是指藥效最高的「春鬱金」。

春鬱金在中國稱為「玉金」，在台灣稱為「美王」。現在，日本的鬱金（美王）幾乎都種植於沖繩縣。據說北部地區栽培的療效特別高。使用時，一般都是煎其根莖部份飲用，最近許多商品漸漸出籠，有製成粉狀及顆粒狀的藥品。

接著我們將於第一章中，用淺顯易懂的方式向讀者說明美王驚人的療效！

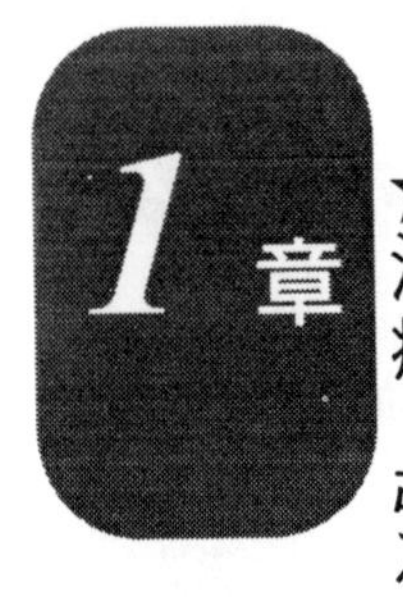

美王的療效

★治癌、強化肝臟功能、預防糖尿病等廣受學會矚目

① 美國化學學會發表之美王治癌藥效

本章先從美王對現代人的三大死因之一的癌症所發揮的效能開始介紹。

根據專門報導世界各國最新醫學資訊的「Medical Tribune」報指出，於美國聖地牙哥舉行的美國化學學會中，對於美王的藥效有劃時代的研究報告。

報告中敘述了美王具殺菌及除去體內有害的活性氧之效能，進而達到預防數種癌症的效果。首先談及美王為歷史悠久、高評價的藥草，中國及印度的傳統治療師將其製成軟膏，敷於傷口，頗具消炎作用，因而使傷口痊癒。接著，報告了透過動物實驗而證明的藥效。他們以美王的薑黃、精油成份用於老鼠身上，發現這些成份可以阻止部份胃癌、皮膚腫瘤的繁殖，進而除去稱為「free-radical」的活性氧。

❖抗癌、除掉活性氧的功效

最近活性氧被認為是造成老化、成人病的一大原因，它是一種氧化力極強的氧分子。

這種氧分子一旦存在體內，就會附著在體內一些物質上，如DNA、促進新陳代謝不可或缺的酵素、蛋白質、含脂質的細胞膜等，並加以破壞。

當氧分子附著在酵素時，會使酵素的機能喪失。美王所含的薑黃素及精油成份有抗氧化功能，能有效除去這種活性氧分子，其立竿見影之效，較唯他命C及唯他命E等有同樣效能的藥品顯著許多。不光是如此，在有氧及光的地方使用低濃度的薑黃素，就能在十五分鐘內破壞一種叫做沙門菌的細菌。

從研究報告中，我們可以看出含薑黃及精油成份的美王，在防癌及預防感染症方面，成效卓著。

❖文部省的報告亦肯定其抗氧化性

在日本文部省策動下所做的「文部省重點領域研究—機能性食品」，薑黃乃薑科鬱金屬中的黃色色素，不論在食品系統或生物系統都顯示出其抗氧化性。

說得更明白些，具抗氧化性物質的薑黃素可以防止食品及生命體氧化，並除去活性氧分子。東京大學理學部的加藤邦彥先生曾警告過大家，活性氧是萬病之源。果真如此的話，薑黃素及精油成份更加成為大家的強心劑。

❖「新抗癌十年計畫」也將美王列為研究對象

厚生省、文部省及科學技術廳宣佈自一九九五年起開始實施「新抗癌十年計畫」。其中，從食品成份來防癌的計畫中，已將美王納入研究對象。

負責此計畫的國立防癌中心研究部部長，西野輔翼博士提出下述報告：「薑黃素為美王之主成份，從老鼠的動物實驗中可以明顯看出，薑黃能抑制皮膚、胃及大腸癌的各個發作過程！」

現在，癌症從開始發生到成熟為止分為幾個階段，在癌病毒或者致癌物質使正常細胞轉變成癌細胞後，還要經過很長的過程才會演化成真正的癌細胞。一般將其

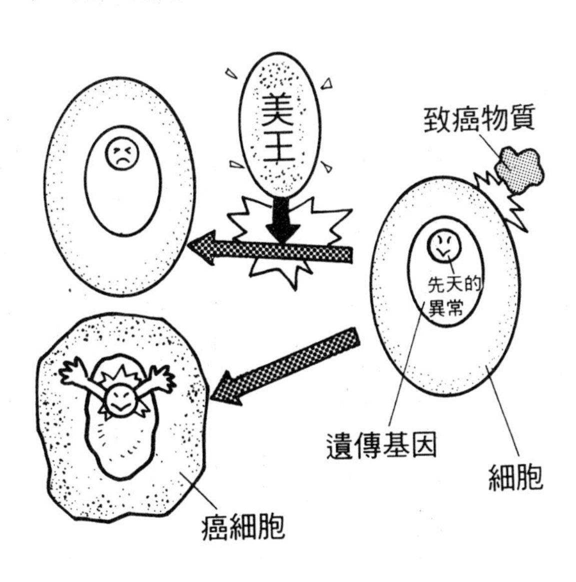

分成兩個獨立的階段：一是「始發」階段；一是「促進」階段（促進癌症病發的階段），促進第二階段的物質，稱為致癌物質（致癌Promoter）。

❖對致癌物之抑制效果

根據西野博士的分析，證明美王含有抑制致癌物質的成份，它可以預防在第一階段的癌細胞，成長形成第二階段的真正癌細胞。這一點非常重要。在一項對腸癌細胞的遺傳基因所做的實驗中發現，癌細胞化之前，遺傳基因已有先天性異常的現象，而一旦致癌物質開始作用，就會引發癌症。

換句話說，由於某種原因，癌症患者在出生以後，如果讓體內產生第二階段的致癌促進作用，體內就會存有變成癌細胞的細胞。

因此，為了抑制致癌物質發作，只能找尋能夠對付致癌物質的藥劑，美王就是令人期待的防癌藥草。

在西野博士的報告中曾提到，薑黃及精油成分可除去造成老化、疾病之因的活性氧，也可預防致癌物質和ＤＮＡ結合。他並進一步強調：「薑黃素為不含毒性的化合物，所以是最適合用於防癌的化學品。在創製具預防效果的機能性食品計畫中，薑黃一定能成為最有用的材料」。

❖台灣大學也著手於抗癌作用的研究

事實上，注意到美王的抑癌功效的，不光是美國和台灣，台灣的台大醫院也已獲得當局許可，開始著手於使用美王治療癌症的臨床實驗。

台灣大學的醫師們已查知美王中含有可以抑制細胞成長的成份，如果利用這一點，應可抑制促進癌化的遺傳基因活動，而避免癌症發生。

這個臨床實驗預定持續三年，院方表示，如果成功的話，可能將美王製成藥品。

其他像東京理科大學的系川秀治教授，利用老鼠實驗確定美王可以預防腹水癌的細胞增殖。

②希望其強化肝臟機能、健胃等功效也能發揮

肝病被稱為是二十一世紀的國民病。據厚生省調查，每年因肝病死亡的人數超過四萬人，以中年人居多，數目還在不斷的增加中。根據一項對四十～六十歲中年人的調查顯示，因肝病而死的比率占所有死亡原因的第二位。

美王可以促進膽汁分泌，強化肝臟功能，是可信賴的藥草。肝臟是人體內最大的器官，由數千億個肝細胞組成，毛細血管縱橫密佈，有代謝、解毒及分泌膽汁三大功能，而以促進新陳代謝最為重要。

胃腸吸收的物質透過一些通路運至肝臟，在肝臟轉化成維持生命的各種物質和重要能源。這些代謝出來的東西，並非立刻流入血液中，如葡萄糖以糖原（動物澱粉）狀態貯藏於肝臟中，依身體需要流入血液中。如果營養過剩的話，肝功能就會有障礙。

此外，肝臟還具解毒功能，能把有毒物質轉化成易排泄狀態，是維持生命的重要器官。

❖薑黃素、精油成份可增強解毒作用

舉例而言，愛喝酒的人很在乎肝臟的解毒功能。酒精在進入肝臟後，透過酵素的作用分解成乙醛、再變化為醋酸，最後分解成二氧化碳和水被排泄出來。

在這過程中，美王可以成為好幫手，透過薑黃素及精油成份的作用，可以強化肝臟的解毒功能，提高對酒精的解毒作用。

關於這一點，神戶大學生化學專攻博士西塚泰美博士特別指出：「尤以春鬱金更有助於酒精的代謝！」

其實，我也是因一位酒精性肝病病患的介紹，才得以認識美王這種藥草。這位病患服用美王後，效果驚人，我被這效果所震驚，開始注意美王。

❖促進膽汁分泌，預防肝病等療效可期

肝臟一天分泌的膽汁量相當於人一天的排尿量，膽汁流到十二指腸後，幫助腸吸收脂肪，一旦膽汁分泌功能變差，人體對脂肪的吸收能力也降低，連帶像唯他命之類的脂溶性物質也無法被人體吸收，造成唯他命缺乏症。所以從膽汁的分泌情形即可判斷肝臟功能的好壞。

美王能促進膽汁分泌，強化肝臟功能，對肝病的預防及治療幫助很大。

從動物實驗中可證明美王的精油成份能促進膽汁酸的分泌。將美王注射到老鼠的膽管內，發現其消炎、利膽功效顯著，特別是黃疸的症狀，完全消失。從這些現象都可證明美王的消炎，利膽作用，藉以強化肝功能。

肝臟原本就是有耐力的器官，即使有疼痛的症狀，也不易讓人體感覺。因此，被稱為「沈默的器官」。然而，一旦人體感到肝臟有異樣的時候，通常病情都已經相當嚴重了。因此，早期發現早期治療，對肝病而言是很重要的。慢性化以後，就無法完全根治，只好終生在肝病的陰影下過活。

到目前為止，醫學界尚未找到肝病的特效藥，即使動手術，也無法立刻痊癒。至於安靜和飲食療法雖是最基本的方法，但是花個幾年卻是常有的事。

前面提過，這種疾病通常發生在工作忙碌的中年人身上，對四十～六十歲的人而言，是個令人頭痛的疾病。

為預防此令人頭痛的疾病，療效良好的美王受到各界的矚目。關於其強化肝功能的效果，有不少的研究成果報告。

例如，東北大學曳野宏教授，在日本藥學會的演講中提到：「美王的薑黃素對肝炎及肝功能障礙都很有效……」。東京理科大學的久保田和彥教授則表示：「透過老鼠的動物實驗得知，美王不但能抑制胃酸分泌，還能促進膽汁分泌，增強腸胃

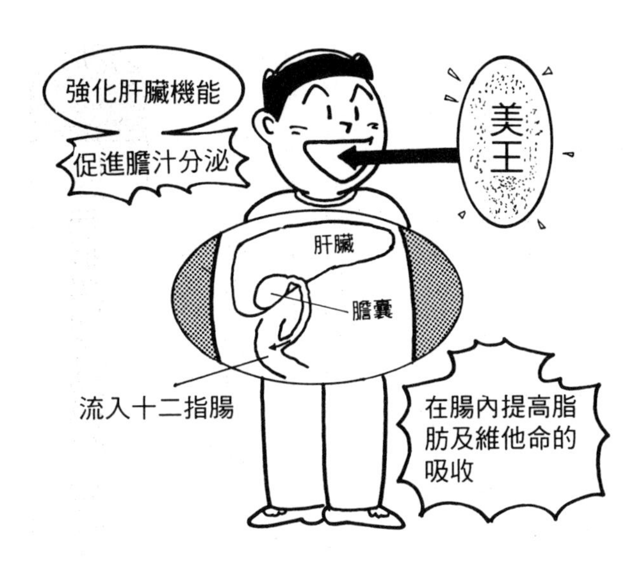

功能」。

岩手大學的原茂雄助教授在利用狗做的動物實驗後，發表如下的結論：「將三公克的美王溶入水中，然後餵狗，測定其胃的運動情況，結果發現，所有狗的胃部運動都明顯亢進」！

其他還有防衛醫科大學的宮原透氏和岡田昌文氏，他倆和千葉大學的渡邊和夫教授一起做了實驗，證明美王預防十二指腸潰瘍、緊張性胃潰瘍的效果很好。美王的功能是多樣化的！

③ 控制膽固醇值的功能

美王在促進膽汁分泌的同時，也能調低過高的膽固醇值。

膽固醇是存在於動物細胞膜的一種脂肪，植物中並沒有。從前，日本人的飲食主要以穀類和青菜類食物為主，所以沒有膽固醇的問題。然而，最近幾年傾向於美食主義，大家對動物性脂肪的攝取量偏高，自然而然地，血液中的膽固醇就越積越多了。

此外，最近的年輕人，味覺也改變了許多。可以說氨基酸味覺變成了脂肪味覺。所謂氨基酸味，是指從昆布、柴魚、小魚干、香菇等攝取的日本傳統風味。而最近大家卻有攝取由豬油、椰子油、棕櫚油等脂肪製成的食品的傾向。

例如，速食品漢堡、薯條、炸雞等都是脂肪味食品；而炒飯、速食麵的美味也是拜豬油所賜。

❖日本年輕人的膽固醇值高於美國年輕人

習慣於脂肪味食品的年輕一代體內膽固醇值之高，另旁觀者的我們不禁為他們擔憂。根據一項調查顯示，最近日本年輕人的膽固醇，較心肌梗塞症高的美國年輕人高出許多。

❖自然調節膽固醇的美王

一般我們聽到膽固醇這個名詞，都認為它是有害人體的物質，其實，膽固醇是人體不可或缺的要素。

人體是由細胞組合而成，而膽固醇和磷脂質就是形成細胞膜的物質。此外，膽固醇還是維持腦和神經活動的要素。維持生命機能所必須的男性荷爾蒙、女性荷爾蒙，都是膽固醇製造出來的；促進脂肪消化吸收的膽汁酸也是從膽固醇來的。

總之，只要膽固醇值在正常範圍內，對人體的健康是有利的。

然而，由於最近日本人的飲食趨向以動物性脂肪為主，過剩的膽固醇積存於血管壁，阻礙血液流過，引起動脈硬化等疾病。

現代醫學都是用西藥來控制膽固醇，西藥的副作用太大，不宜多用；而美王透過促進膽汁的分泌，可以調節過剩的膽固醇，又不用擔心會產生副作用，是一種自然且療效奇佳的生藥。

④ 預防糖尿病併發症效果良好

糖尿病最讓人覺得害怕的原因莫過於抵抗力消失，從頭到腳都可能引發併發症。現在日本的糖尿病患者約有五百～六百萬人，隨著文明的進步，患者還會持續增加。

快適便利的生活環境，剝奪了現代人的運動機會，而飲食生活方面又多攝取含脂肪、動物性蛋白質的食品。我們可以說，糖尿病是換取優渥生活所付出的代價。

醫界似乎對美王預防糖尿病併發症的效果頗有信心。因此，首先，讓讀者了解一下糖尿病的結構。

人體所需的能源主要透過食物取得，其中，三大營養素更為重要。這三大營養素就是糖質、蛋白質和脂肪。糖質在肝臟中轉化為葡萄糖，成為體內的能量。附帶說明一下，糖質是碳水化合物除去纖維後的物質。

血液中經常含有一定濃度的葡萄糖，供應身體活動及腦活動所需的能源（細胞從血液中吸收葡萄糖）。來轉化成能量的葡萄糖以糖原的形態貯存於肝臟、肌肉之中，再剩餘的部份則以皮下脂肪的形態存於體內。當人體因劇烈運動等需要許多能量時，貯存於體內的糖原，自然會再轉化成葡萄糖供身體利用。

❖胰島素不足導致血糖上升

如前面所敘述，糖質在體內轉化成不同形態的循環過程，稱為糖質代謝，這時需要胰臟分泌的荷爾蒙－胰島素來作用。細胞表面有識別胰島素的受納體，受納體

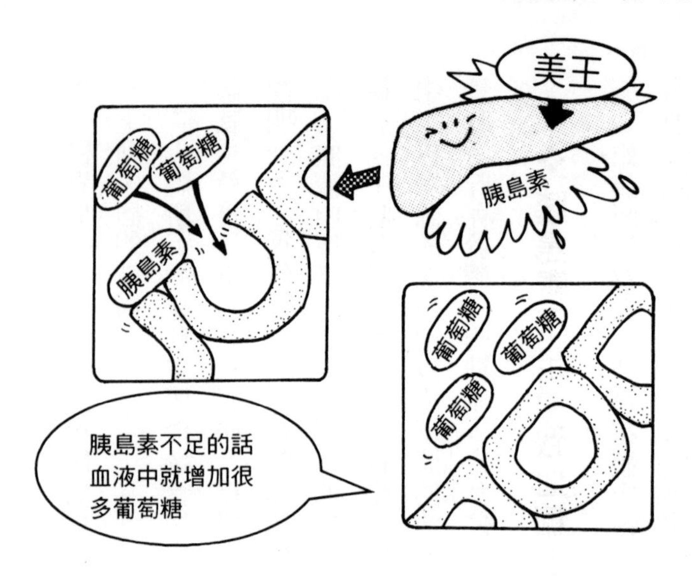

接觸到胰島素後，細胞才會打開入口，讓葡萄糖進入。簡單的說，胰島素是葡萄糖進入細胞的通行證。

當血液中的葡萄糖不足或血糖低下時，透過各種荷爾蒙的作用，可以維持一定的血糖量；然而，當血糖過多欲降低血糖值時，只有胰島素一種荷爾蒙才有辦法。一旦胰島素不足，體內有再多的葡萄糖也無法讓細胞吸收，血液中的葡萄糖越來越多，血糖無法下降，糖尿病就發生了。

現代醫學將胰島素做為治療糖尿病的藥劑，所以極少有因糖尿病本身而喪生的例子。

令人害怕的是糖尿病引起的併發症，如免疫力降低、血管障礙、神經障礙等。

美王有促進脂質代謝、抑制血小板凝集、控制血壓的功能，一般認為對於糖尿病的併發症療效可期。

⑤擴張末梢血管、抑制高血壓

美王也有抑制高血壓的效果。首先談談血壓的形成因素。目前，鈣離子及一種變換酵素被認為是血壓上升的要素。血液中有一種物質遇到變換酵素就會使血管收縮，血壓自然上升，因此，轉換酵素越多，血液中使血管收縮的成份也就越多，造成血壓上升。

德國某製藥公司開發了一種阻止此轉換酵素生成的藥品，使血液中造成血管收縮的物質無法生存，有效抑制了血壓上升。

這種藥品目前在世界廣泛的被使用，但是，它的副作用是會使人咳個不停，令人困擾不已，實際使用時，要非常小心。因此，大家對沒有副作用的自然成份（藥品）期待很高。

舉例而言，自古就有柿子的葉能治高血壓的說法，後來將柿子葉的成份抽出確認後，發現裡面確實有一種稱為丹寧的物質，能阻礙造成血管收縮成份的形成。

構成人體的肌肉之所以收縮，是因為細胞吸收了鈣離子；同樣的，構成血管的平滑肌（不隨意肌）也是因為吸收了鈣離子而收縮，伴隨著引起末梢血管收縮，使血壓上升。

美王的成份能抑制鈣離子被吸入血管的平滑肌中，透過這種抗鈣作用，末梢血管擴張，血流自然暢通無礙，血壓也就不會上升了。

現在的鈣離子抗衡劑副作用比較少，但也不宜使用過度，否則仍會產生頭痛、心悸、頭暈、臉部燥熱等副作用。

若使用美王來治療，不必擔心副作用的問題，可長期安心使用。

⑥ 預防動脈硬化症

大家常聽到「血液淨化」的說法，它的含意包括降低血液中的脂質、抑制血小板凝集、降低膽固醇、利用抗鈣作用使血流暢通等方法。

那麼，我們也可以說，如果血液淨化狀態不好，就和動脈硬化是一樣的意思。當然，初期的動脈硬化和血管內的血小板凝集有很大的關係；而血液中過氧化脂質增加，血管的內皮細胞受傷等都會加速動脈硬化。

此外，根據諸多臨床資料顯示，動脈硬化症和血壓之間有一定的關係；持續的高血壓狀態會使動脈硬化速度加快。換句話說，血壓控制得當就能預防動脈硬化的情況惡化。

❖防止老化的良方

從上述情形來看，美王可以促進脂肪代謝、降低膽固醇值、抑制血小板凝集及透過鈣離子抗衡作用控制血壓，這些功能無一不是預防動脈硬化的方法，而美王卻具有良好的綜合功效，能多方面預防動脈硬化。

有句話說「人會和血管一起老化」，要維持身體健康，預防血管老化是不可怠忽的問題。而預防血管老化又以動脈硬化這一點最為重要。所以，我們可以說，美王是防止老化的良方之一。

這些與現代中國醫學所談及的美王療效，如治療狹心症、腦栓塞等循環系統的疾病，可以說是一致的。

⑦促進膽汁分泌，達到健胃效果

為什麼美王可以健胃呢？因為它促進膽汁分泌後，整個消化酵素的分泌情形也活絡起來，胃腸等器官蠕動得不錯，消化功能自然也就提高了。

根據一名飲用美王的患者表示，喝過美王後，食慾很好，東西吃起來特別好吃，腸胃也很舒暢，有一篇報導還提到美王有通便作用。有些人本來五～六天上一次大號，喝了美王後，自然養成每天早上上一次的習慣；有些人則是在服用過美王後，解決了長久以來困擾的便秘問題，欣喜不已。

殺菌、預防感染及抗炎功效

根據美國最近一項研究證明，美王有殺菌功能，而且可以預防諸如醫院裡面的感染問題。

此外，一項動物實驗的結果顯示，先給與薑黃素後，再注入引起發炎的藥劑，和先給與食鹽水後，再注入發炎藥劑的效果比較起來，薑黃素抑制發炎的功效高出食鹽水百分之六十～八十。

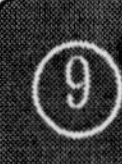

可做爲良好的合併藥劑

翻開醫療史，克服各種疾病的歷史留下燦爛的足跡，同時也揭示了醫藥品危險的副作用問題。要解決這個問題，首先就是要致力於「使用最少的藥量達到最大的療效」。

根據我自己的臨床實驗，美王在抑制藥品的副作用，提高藥效的功能方面，也頗具效果。

現代的醫藥品藥效確實無話可說；然而，許多人卻也成為副作用下的犧牲者，特別引人矚目的例子有：

盤尼西林引起的休克；鏈黴素造成的聽力障礙；安眠藥「酞胺派啶酮」製造出的畸型兒；止瀉藥「奎諾仿」引起的亞急性脊髓視神經症等等。

此外，相信許多人都有在吃過感冒藥後，胃感到不舒服的經驗。那是因為感冒

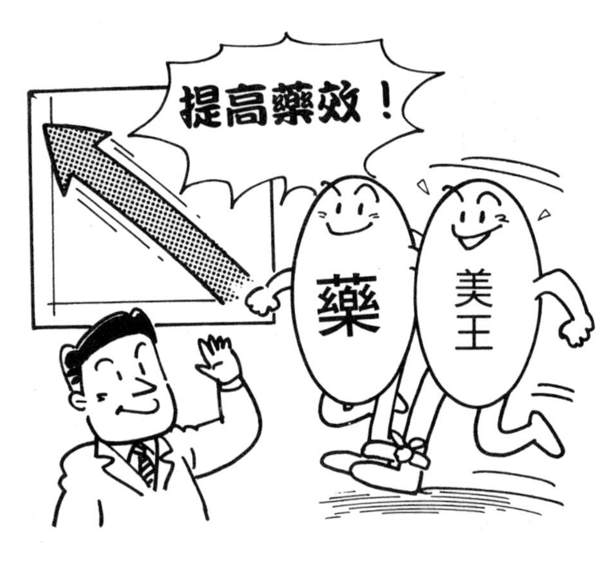

藥裡的消炎鎮痛劑傷了胃的粘膜，特別是可以退燒、解除肌肉酸痛的感冒藥。嚴重的還會引起胃潰瘍、便血等症狀。

❖使小量藥劑發揮最大功效的美王

即使現代醫藥品的副作用讓大家付出了那麼慘痛的代價，醫療單位似乎也仍不太記取過去的教訓。我們從最近開發的新藥引起的一連串駭人聽聞的事件，就可以十分明瞭了。例如，有一種治療肝病的藥，使用後反而造成患者病情惡化。除此之外，成人病與日俱增，使得醫藥品的使用量增加許多，國家的醫療費負擔率直線上升，影響國家財政。

因此，厚生省也開始避免醫藥品無限制地被浪費掉，為此還特別做了一次問卷調查，主要是針對二十五萬名患者的用藥量及藥品種類做調查。

結果，厚生省認為當前最重要的課題是使用最小藥量發揮最大療效。就這一點而言，美王的出現可以說是現代醫療的一大福音。

根據我個人的臨床經驗，發現若將美王與其他的藥品一起使用，可以提高該藥品的效率。換句話說，美王與該藥品合用後，即使藥量減少，效果仍然不變。如此一來，既可避免副作用的危險性，又同時可以達到療效。

⑩ 可以補充一般人攝取不足的鈣質

前面已經說明了美王所含的薑黃素和精油成份所發揮的驚人效果；接著還有美王其他意想不到的好處。

沖繩所產美王(春鬱金)的成份(每 100 克中)

成份	含量
水份	2.8%
蛋白質	9.9%
脂質	4.3%
纖維	5.2%
石灰質	6.2%
糖質	70.7%
磷	295mg／100g
鐵	106mg／100g
鈣	169mg／100g
鉀	1.75%
鎂	268mg／100g
丹寧	0.89%
無水咖啡因	未檢出
總水銀	未檢出
DDT	未檢出
內溶素	未檢出

根據財團法人日本食品分析中心之分析結果

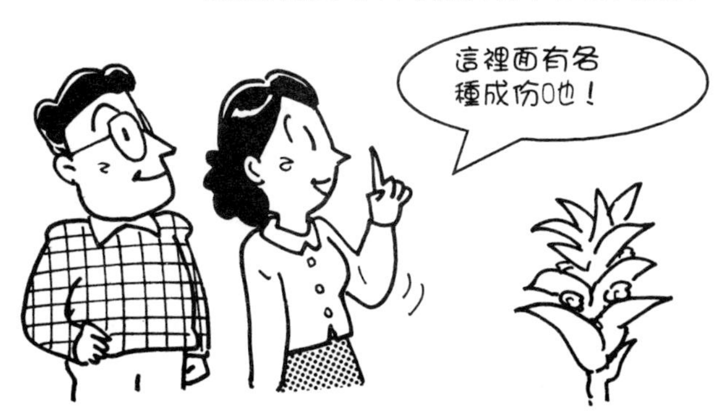

請參照上頁所示的美王成分表。我們發現，美王竟含有如此豐富的鈣質、鐵質及食物纖維。

鈣、鐵等礦物質是增進、維持健康所不可或缺的，只要少了其中一、兩種，失去了原有的平衡，就會造成體質惡化，各種疾病也隨之而來了。特別是現代人很容易缺少礦物質，美王正可以補充人體所缺乏的礦物質，同時發揮其他功效。

食物纖維方面，後面還會有詳細的介紹，這裡先告訴讀者們，以前的人認為食物中所含的食物纖維無法在人體中消化吸收，而且吃起來口感也不好，所以食品中的食物纖維越少越好。

然而，後來經過研究卻發現，食物纖維對於預防肥胖、糖尿病、心肌梗塞、大腸癌等疾病的功效非常顯著，因此受到各界關注，將之稱為「第六營養素」。

含有豐富食物纖維的美王，又再次成為現代人不可或缺的良方。它不但是一種藥品，也是補充人體礦物質和食物纖維的營養食品。

❖沖繩產的美王含豐富的鈣質

首先我們先談談鈣質。沖繩是日本美王主要的栽培地，其土壤中含有如珊瑚礁塊的鈣質，據說含量是日本本土土壤的二十倍左右。這種土壤很適合藥草的生長。美王也不例外。在富含鈣質的土壤中培育出來的美王，自然也含有豐富的鈣質。

沖繩北部地區所栽培出來的美王，每一百公克中含有一百六十九毫克的鈣質。比起青菜中含鈣量高的菠菜所含的五十五毫克，高出了許多。

❖三個人中有二人鈣不足

礦物質在發育期間扮演著更重要的角色。這時期是骨骼成長最快的時期，骨骼就像建築物的鋼筋水泥一樣，將骨膠原蛋白保護起來。因此，成長期間必須多攝取鈣質。

此外，產婦及餵母乳的婦女很容易缺乏鈣質，因為她們必須供給自己本身及孩子的所需，孩子的骨骼成長會吸收多量鈣質，所以每日必須攝取大量的鈣質。

最近老年人患骨質疏鬆症的情形也越來越多了。一旦患了此症，骨頭的密度將變得很低，宛如糠掉的蘿蔔一樣，輕輕用力就折斷了。

事實上，不管任何年齡，骨的新陳代謝都持續著，而血液中也一定要保持一定濃度的鈣。如果人體沒有攝取足夠的鈣，就會借用骨骼中的鈣，使得骨骼如糠蘿蔔般的疏鬆。

年紀大了以後，人的食量自然會減少，鈣的攝取量就跟著不足了。所以，高齡者也不能忽視鈣的攝取。

現在日本人豐衣足食，但是，鈣攝取不足的情形卻在先進國中排名第一位，每三個人之中就有兩人鈣不足。

既然人體吸收的鈣質有百分之九十九存在於骨骼、牙齒等處，那麼，我們可以說，骨骼是鈣質的貯藏庫。一般人都以為骨骼像柱子一樣支撐人體，硬度很高，不會產生變化；實際上，它是不斷的在進行新陳代謝的作用。

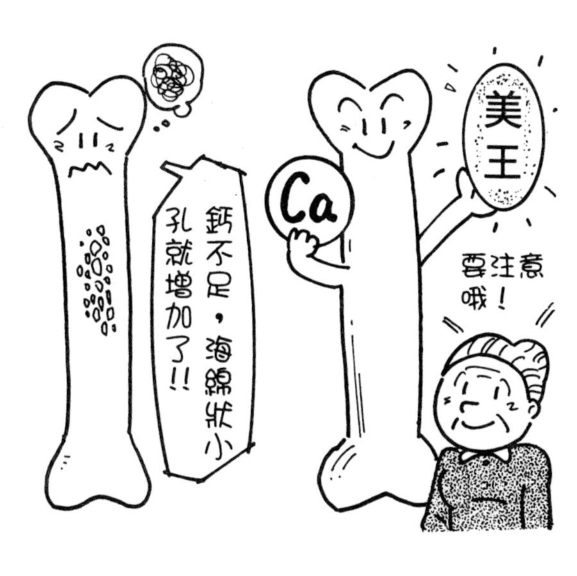

因此，貯存於骨內的鈣質時常和新吸收的鈣交替，舊的鈣被排出體外。如果新鈣質不夠的話，舊鈣質仍會在排泄作用中被釋出，造成鈣質流失。

鈣質的百之九十九都在骨中，那麼，剩下的百分之一呢？

這百分之一溶於血液和細胞中，環繞全身，使肌肉收縮、心臟跳動。此外，它可以協助腦部傳達給神經訊息、凝結血液。止住出血、協調荷爾蒙分泌。據說，它還是抑制高血壓的有效成份。

如前所述，血液中經常保持一定量的鈣質，一旦血液中的鈣不足，骨骼自然會釋出鈣來平衡血液中的含量。

一般而言，成人每日必須攝取七百毫克的鈣質，才足夠身體所需；如果長期攝取不足，骨骼的鈣將不斷流失到血液中，骨質疏鬆及健康方面都會出問題。

然而，現在日本的土壤和水含的鈣質都比以前少，所栽培出來的農作物中所含的鈣也不多，因此，鈣可以說是日本人不易攝取的營養素之一。

為了補充鈣，日本人自古以來都以魚、海藻、豆類等為日常食品；戰後乳製品的普及，照理說應該已解決了鈣不足的問題。然而，根據最近一項「國民營養調查」資料顯示，日本人的鈣仍然不夠。

令人遺憾的是，現代家庭的餐桌上，已不似以往擺了許多魚、海藻、豆類等料理。在這種情況下，我們日本人應該有意識的去了解鈣質的重要。就這一點而言，美王可以說是不可或缺的補給品。

⑪ 美王所含的鉀，可以預防高血壓

鉀看起來似乎是不怎麼起眼的礦物質，但是它卻能調整血壓、預防高血壓。

美王所含的鉀比一般黃綠色青菜多出許多，每一百公克中含有一千七百五十毫克的鉀。而青菜中含量最高的也只有約九百二十毫克左右，相差甚多。

高血壓和心臟病及腦疾病等成人病有很深的關係，人一入中年後就要提防高血壓的產生，才能過健康的生活，所以，鉀也是一種身體不可或缺的礦物質。

鉀除了可以預防高血壓外，還能維持細胞內的浸透壓、促進腎臟的廢物排泄等，與副腎荷爾蒙的生成也有關，在人體內執行相當重要卻不為人知的任務。

❖壓力過大的現代人容易缺鉀

人體缺乏鉀容易疲勞，產生倦怠感，並伴隨肩膀酸痛、腰痛等毛病。一般而言，成人每天所需的鉀約為二千～四千毫克，精神壓力大的現代人應特別注意鉀的流失，因為鉀對壓力特別敏感，一旦壓力過大，鉀就會和尿液一起排出體外。

當然，人最好盡量過沒有壓力的生活，但是，在現代這個社會生存，沒有壓力似乎是痴人說夢，因此，應多攝取含鉀的食物。

一般蔬菜和水果中都含有鉀，具體而言，菠菜、芹菜、辣椒葉、韮菜及胡蘿蔔等含有較多的鉀。前面也提過，美王含鉀量為其他青菜所不能比，對於日本人而言，是一補給良藥。

⑫ 鈣和鎂的均衡搭配

一般人對鎂的印象比較淡。人體中含量最多的礦物質是鈣，但鈣和鎂若配合得不好，各種成人病就紛紛出籠了。因為鎂是推動鈣質順利運作的潤滑劑。當你攝取鈣質時，最好同時配合含鎂的食物一起進食。

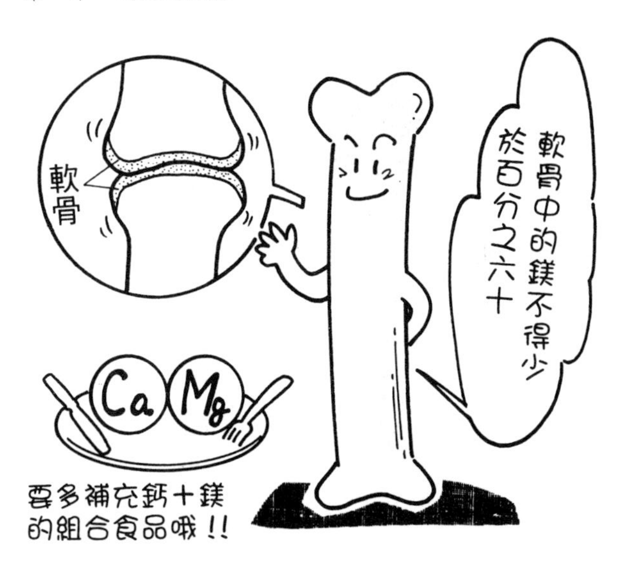

我們可以從小蝦米、沙丁魚、鱈魚干、葡萄柚、小黃瓜、香蕉等食品中取得鎂。

在攝取鈣質時，可以利用這些食物一起搭配，如香蕉和葡萄柚、小黃瓜做成沙拉、與含鈣食物一起食用。

鎂是體內礦物質中，含量排名第七的物質，成人體內約含二十五克，其中百分之六十存在於骨骼中，所以骨骼是鈣、磷和鎂的貯藏庫。

鈣質是構成骨骼不可或缺的成份，而鎂則是軟骨組織所需的成份。軟骨組織連接骨骼，使骨骼能順利活動，是相當重要的部份。

鎂的其他功能是協助肌肉收縮、神經訊息的傳達、酵素的活動等。那麼，應該攝取多少呢？一般而言，鎂和鈣以二比一的比率同時為人體吸收的話，效果最好。

當然，如果某食品本身已有搭配良好的組合，那是最完美不過了。

只要參看前回的成份表就立刻可以看出，美王同時含有豐富的鈣和鎂。因此，使用美王不但有薑黃素和精油成份來增進健康，還能補充鈣、鎂等礦物質，這又再次說明了美王的珍貴。

⑬ 驚人的含鐵量

在紅色球中擔任運送氧的血紅蛋白，而鐵正是製造血紅蛋白的重要成份。

如果氧無法藉由血紅蛋白運送到身體各部組織，那麼，再多的養分也無法燃燒成為能源，身體各方面的功能就變差了。因此，鐵是人體不可或缺的礦物質。

體內缺鐵不但造成貧血症，還會有倦怠、健忘、易怒、無力氣等症狀。

❖豐衣足食的時代仍有缺鐵現象

現代婦女貧血的情形比以前更嚴重，究其原因有很多方面的因素，其中一項即是缺鐵。

事實上，雖然現代人過著豐衣足食的生活，但是鈣和鐵的攝取量卻仍完全不夠。一般成人一日所用的鐵量，男人約十毫克、女人約十二毫克、孕婦十五～二十毫克、餵母乳的婦女約二十毫克；小孩子依年齡不同，不過，大約是在六毫克～十二毫克之間。

含豐富鐵質的食物有菠菜、芹菜、豬肝、豆腐等。而每一百公克的美王中所含的鐵成份竟然有一百零六毫克，比起芹菜的九．三毫克真是多了十幾倍。

這又再次提醒我們，美王除了療效良好，還是補給鐵的重要食物，也是能夠多方發揮功能的藥草。

美王的磷和鈣也搭配得很好

大家都知道磷和鈣是構成骨骼和牙齒的兩大要素，磷和鈣結合後成為磷酸鈣，如果磷攝取不足，鈣就無法有效發揮其原來的功能。

❖鈣和磷以一比一來搭配最理想

此外，磷也是構成核酸的DNA所不可或缺的成份。成人男子每日對磷的攝取目標約為六百毫克，和鈣質差不多，因此一比一的攝取量最為理想。如果有一方攝取過多，雙方的代謝都會產生問題。

許多食物中都含有豐富的磷，因此，較少有磷不足的問題，反而是鈣和磷是否搭配得好才是關鍵。舉例而言，市面上所販賣的清涼飲料中通常含有大量的磷，但卻不含鈣。如果經常飲用的話，會造成磷過剩而鈣不足，所謂「過猶不及」正可以形容這種情況。過剩的磷和體內的鈣結合後，排出體外，鈣質將漸漸流失。就這一點而言，最好不要過量飲用清涼飲料。

再次強調磷和鈣必須均衡攝取，像美王所含的磷和鈣量恰好相當均衡，可以安心使用。

⑮ 可以補給漸被重視的食物纖維

前面曾經提過，隨著飲食生活習慣的洋化，日本傳統飲食所含的豐富食物纖維漸漸減少，隨之而來的是肥胖、糖尿病、心肌梗塞、大腸癌等成人疾病。

由於食物纖維無法直接被消化吸收成人體的養分，一度被認為是不重要的物質。後來大家漸漸知道，食物纖維可以清除腸胃，預防腸內細菌的繁殖，還能發揮預防大腸癌的功效。

這應該是因為它能吸收腸內各種致癌性物質，使之排出體外的原因。

❖食物纖維對預防成人病的功效

食物纖維進入腸子以後，會自然膨脹，抑制有害物質的發生，並將已產生的有害物質吸收、沖洗，使之排出體外，有益預防成人病。

相對的，如果體內食物纖維不足，腸內的惡菌增加，產生各種有害物質，一直停留於腹中，就會引起便秘、憩室症、大腸癌等疾病。

此外，現代人不喜歡攝取過量的糖，食物纖維與糖一起食用的話，可以抑制身體對糖質的吸收。因為食物纖維無法被消化吸收，在腸內與糖質結合後，使得吸收速度減緩了許多。

多吃含食物纖維的東西可延長食物滯留於胃的時間，胃液分泌增加、粘液量也變得多。小腸的粘液分泌量也會因此而增加，使食物在腸內的運作順利進行，避免便秘的發生。

富含食物纖維的食品有菠菜、高麗菜等，一般人卻不知道豆類也含有豐富的食物纖維，如紅豆、大豆、毛豆、蠶豆、豌豆、四季豆等。

令人吃驚的是，美王也含有豐富的食物纖維，只要參照成份表就可知每一百公克的食物纖維中含有百分之五・二的食物纖維。換句話說，對於醫界日益重視的食物纖維而言，美王亦是良好的補給品。

2 章

親身體驗者詳述的驚人療效

◎★肝炎、膽結石、胃潰瘍、高血壓、便秘、皮膚乾裂粗糙

不知不覺肝硬化就完全改善了

（熊本縣　杉本シェ　六十四歲）

從前我在酒店工作，也許是疲勞的因素，曾因急性肝炎入院。結婚之後有一段時間我都在家做專職家庭主婦，再度出社會工作不習慣、始終覺得很疲勞。

結果三個月後我又住院，出院後再繼續工作。但是七、八年來仍覺得容易倦怠，甚至一邊打針吃藥一邊工作。

現在回想起來，應該是因為生病後沒有完全治癒又繼續工作，導致急性肝炎轉成慢性肝炎，最後成了肝硬化。

持續的驅使身體勞動加上長期服藥的結果，我整個臉長滿老人斑。五十四歲時，剛好先生屆退休之年，我就把工作辭掉了。

我大概能想像身體的狀況，一九九二年我在熊本市接受健康檢查，醫生說我肝臟異常。於是我再到保健中心接受詳細檢查，並到區域醫療中心接受精密診斷，結果發現肝臟中有二個長一點五公分的腫瘤，醫生建議我要盡速接受治療，否則腫瘤將越變越大。

我立刻辦理入院手續，接受延燒治療。方法是透過管子通到肝臟，然後用九十五度的酒精燒，痛得足以掉下眼淚。經過二十五天的治療，好不容易腫瘤消失了，然而，別的地方又長出腫瘤，使我不得不再住院接受治療。

這次不論如何延燒，腫瘤都無法消失，隔年三度住院，再隔一年又四度住院，就這樣往返於醫院接受治療。由於我的體質屬於易結腫瘤的體質，始終有腫瘤殘存於體內；而且幾度住院出院後，體力也喪失殆盡。當時和醫生的對話都是些類似「大概要這樣治療到死吧！」之類的悲觀話語。

就在如此為病痛所苦時，我遇到了「美王」！

記得是在第四次出院時的事情：我到小姨子家去玩，她熱心地介紹美王的功能，並告訴我有製成藥丸的成品，我立刻買回來，一天服用三次，一次服用三十顆。

服用一週後，我再到醫院接受檢查，不知道是GOT還是GPT值竟到了二百五十，於是，我大概一個月左右沒有服用美王。

和小姨子通電話時提到此事，她告訴我：「姊夫，好東西有時候就是會有這種情形產生，美王無副作用，希望你能繼續服用。」於是我又持續服用了三個月。

就在這段期間，我的病情起了變化，我到醫院檢查後，醫生說腫瘤小了很多，再次檢查時則已完全消失，醫生還將照片給我看，果然消失得無影無蹤。

托美王之福，現在我的身體已經很健康，體力也恢復了，最令人欣慰的是，一直困擾著我的老人斑幾乎都消失了。

◎我的意見

肝臟本來就是很耐苦的器官，有「沈默的器官」之稱，所以人體給它些許的負荷，它也不會立刻叫苦。因此，當身體感覺不適時，通常要治療都已經來不及了。

醫界至今尚未找到治療肝病的特效藥，還好美王能促進膽汁分泌，阻礙肝細胞發炎，強化肝臟功能，最重要的是沒有副作用。即使中途欲停止服用，最好還是減量繼續服用。

醫院的藥和美王一起服用後，血壓就恢復正常了

（栃木縣 木村よし子 五十一歲）

我家有遺傳性高血壓的血統，二十幾歲時接受檢查後，醫師就表示有高血壓的現象，所以平常我會稍微留意自己的血壓。不過，身體一直也沒有特別的不適，也就沒到醫院去檢查。

然而，一年前公司幫我們做健康檢查，卻發現我的血壓已經過高，過了快一年再檢查，仍然是同樣的數值，我記得那時候高低值分別在一百五十和一百上下。

終於我下定決心到醫院接受治療，定期到醫院拿降壓劑服用。服用一段時間後，高血壓值在一百三十左右，低血壓值則在九十上下；但是極限也差不多這樣，無法再下降。

當我正為此事煩惱時，我開始試著用美王來治療。其實以前曾在電視看過「美

王特集」，當時也買了薑黃來作菜，之後沒有特別留意。這次透過雜誌介紹，開始服用美王粉。現在高血壓值仍在一百三十左右，但低血壓值已降至八十上下。

我覺得是因為我同時服用醫院的藥和美王粉，美王粉提高了西藥的療效。每天我都用糯米紙將美王粉包起來，一日服用三次，一次量約一湯匙，並打算漸漸減少西藥的藥量。

我先生患有胃潰瘍的疾病，他也服用美王粉，減輕了不少疼痛。現在，美王已經成了我們家的常備良藥。

◎我的意見

現代醫學界認為高血壓是起因於構成血管的平滑肌吸收鈣離子以後，血管收縮所引起。詳細情形於第一章已經敘述過了，美王可以抑制鈣離子被吸收，控制血壓。

木村先生的病例是我臨床的一個實例，確實是因為他同時服用兩種藥提高了西藥的藥效，現在的高血壓值是一百三十，我認為很正常。

C型肝炎竟然消失了

（山梨縣　山本ツネ　六十四歲）

本來我住在山梨縣韮崎市，房子蓋好後，我搬到現在住的地方。之後才知道住在這塊土地上的人，比住在別區的人容易得肝臟方面的疾病。不知道是不是這個原因，我在這裡住了一年以後，身體開始變得容易疲倦。

於是我接受地區舉辦的集團健康檢查，結果終於被宣告自己得了C型肝炎。當時我很驚訝，但醫生告訴我沒有想像中的嚴重。其實我在被告知患肝炎之前，就已經開始服用美王了。

那是透過朋友的介紹，告訴我美王可以消除疲勞，我就斷斷續續的服用。我認為我的肝炎症狀沒太嚴重，就是因為之前服用一陣子美王的關係。

最近到醫院接受檢查距離前一次已差不多一年了，C型肝炎已完全治癒。而且一向困擾我的便秘也因服用美王得以解決，現在完全不用再吃瀉藥了。

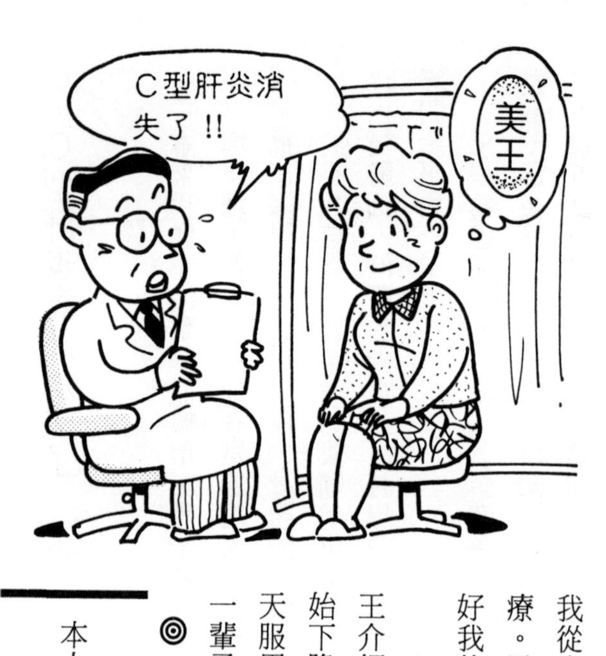

此外，不知道是否因為便秘的關係，我從十幾歲起就胃腸不好，一直服用中藥治療。這次藉著治療肝炎服用美王，也同時治好我的腸胃病，食慾也比以前好。

有位朋友終日為高血壓所苦，我把美王介紹給他，服用約十五日後，他的血壓開始下降，身體狀況也好了很多。現在，我一天服用三次美王粉，希望今後美王能帶給我一輩子的健康。

◎ 我的意見

目前病毒性肝炎共分為五種，日本人常患的種類是B型和C型肝炎。

特別是感染到C型肝炎病毒時，

會轉換成急性肝炎，治癒機率只有百分之三十五左右，剩下的百分之六十五轉成慢性肝炎，甚至有半數轉成肝硬化，並併發肝癌。

目前只有透過干擾素療法來治療，但是這種療法有副作用，也不能長期持續治療。

這時候，我會將此療法與中藥合併使用。山本先生則是利用美王的促進肝臟解毒功能、利膽功能及抗炎功能來達到目的。

胃潰瘍和十二指腸潰瘍都治癒了

（大分縣　植山德明　七十一歲）

有一段時間胃痛一直困擾著我，我以為過些日子就會好一點，也沒有特別留意。然而，情況不但沒有好轉，反而更加惡化，終於得住院檢查。

經過診斷以後，醫生勸我照胃鏡，於是我擇日再到醫院接受檢查，一個禮拜以後診斷結果出來，確定是胃潰瘍和十二指腸潰瘍，而且胃還破了一個洞。

幾天以後，兒子正好回來，我將病情告訴他，他介紹我吃美王，服用方法是將「春鬱金」（美王）加黑砂糖，然後加入開水中飲用。因為他自己腸胃也不好，一直用這種方法治療。他並勸我西藥不要吃太多，之後我儘量少吃西藥，然後配合美王服用。

一個月以後覺得胃舒服很多，再次到醫院檢查，醫生說大致上已經沒問題了。而且自從我依兒子的方法服用美王後，這四十五年來一直無法解決的便秘問題也不藥而癒了。還有，三、四年前開始，每次服藥丸或者吃硬的東西，總會卡在喉嚨，用力咳才會吐出來，現在這個症狀也沒有了。

一切腸胃疾病及小症狀都消失後，甚至又可以像從前那樣，和兒子一塊兒喝酒了。感謝美王對我的幫助。

◎我的意見

中國的本草綱目裡有記載，美王能活化消化酵素，使之分泌旺盛，增強腸胃功能。

植山先生的便秘情況獲得改善，是因為美王促進膽汁分泌的緣故。

這幾年醫界已經發現引發胃潰瘍、十二指腸潰瘍的原因，是一種稱為 Helicohacoter heroli 的細菌在胃粘膜持續感染的結果，我可以證明美王等鬱金科植物有消除這種細菌的可能性，對腸胃病助益良多。

頭痛、腰痛、生理不順等都解決了

（福島縣　江藤とき子　四十歲）

我一直有腰痛的毛病，但總是得過且過，沒特別治療。身體的症狀包括容易倦怠、抬頭時肚子有重重的感覺，心跳加速及失眠等。

後來腰痛情形越來越嚴重，到了不能走動的地步。到醫院檢查後，發現子宮長了一個二、三公斤的腫瘤。醫生勸我立刻動手術切除，但是我無法立即下決心，就這麼拖下去。

我想試試有無可以治療的藥品，試過幾種以後，病情時好時壞，腰痛和身體倦

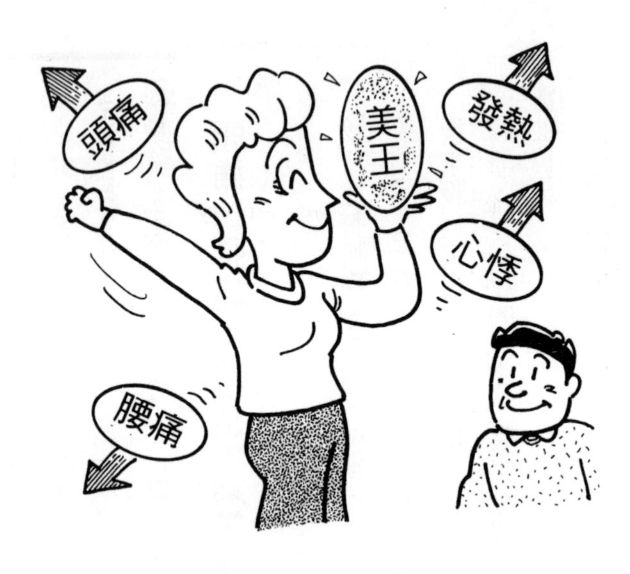

怠的情形也沒有改善。也許是抵抗力變差的關係，竟然染上花粉症，感冒也始終不能痊癒。

於是我決定先試著消除體內「瘀血」的問題，我到各處的書店尋找有關這方面的書籍。有一天找到一本介紹春鬱金的書，知道美王是一種健康食品，就請經銷商先寄資料和樣品來，服用時覺得和之前吃的中藥味道差不多，胃也不會不舒服。

就這樣我開始服用春鬱金，一段時間後，頭痛症狀完全消除，肩膀不再酸痛，身體也健康起來。此外，一些老毛病像頭暈、心悸、腰痛等症狀都消失了。

從前試過的健康食品和藥品不在少數，姑且不管效果如何，價格之高，讓人吃不消。這一點，美王的價錢在蠻合理的範圍內，又不必擔心副作用，所以可以長期服用。

◎我的意見

依中醫的說法，血液和血液末梢循環統稱為「血」，當循環受到阻礙不順暢時，鬱積於人體內，就稱為「瘀血」。如果一直持續這種狀態，身體就很容易罹患疾病。

美王在治療這種瘀血，改善體質方面，效果非常良好。江藤太太的情形就是最好的例證。

患膽結石數年無法工作的先生因美王而得以康復

（東京都　藤橋佐知子　五十三歲）

我先生數年來因肝病無法工作，長期接受療養，一直到服用美王後，肝臟功能才回復，現在已經可以繼續工作了。

幾年前的十二月，我先生因膽結石住院，當時也有黃疸的症狀，檢查結果是膽結石塞住膽管，造成膽汁無法流通，影響肝臟正常功能。

從那以後他開始接受長期療養，二年多不能工作，於是，我只好到便利商店去工作。在便利商店的一位同事告訴我美王可以治療肝病，要我試試看。

老實說，在那之前我從沒聽說過美王，因此，也對於它的功效採取半信半疑的態度。先生得知有人介紹偏方，表示既然對肝臟不錯，試試也無妨。

我先生一邊閱讀服用過美王者的經驗談，一邊服用美王的試用品，然後就決定長期試試看。

剛開始的一、兩個月並未看出任何變化，過了六個月、一年、二年後，旁人都察覺他的身體狀況越來越好。我先生相當有耐心地繼續服用，直到現在肝功能已完全回復，也能有精神的去上班了。看到他這麼健康，我覺得很幸福。

◎我的意見

肝臟製造出膽汁後，先送至膽囊，然後會流至十二指腸，分解、吸收脂肪。所以從膽汁分泌就能看出肝功能的好壞。藤橋先生就是利用美王的利膽功能來回復自己的肝功能。

C型肝炎和高血壓皆好轉

（栃木縣　渡邊功　五十九歲）

十二、三年前C型肝炎發作後，早上幾乎都是十分努力地起床；自己身為公司的經營者，沒有理由請假，所以天天都很勉強的出門。

患肝炎以後，GOT值或GPT值越高，身體越容易累。到後來我幾乎累到無法起床，周圍的人也覺得我臉色不好，表情呈現倦怠感，於是我開始服用美王。

以前曾聽沖繩的朋友談過美王，但始終沒有嘗試過，現在病情嚴重了，我決定試試看。沒想到服用一週後，原本呈茶色的尿變成黃色、然後透明；身體也不再覺得那麼累；兩個月後身體幾乎完全恢復到神清氣爽的程度，真令人不敢相信。

而且自從我服用美王後，持續三年的高血壓也獲得改善，原本一百八十的收縮壓在服用三個月美王後，降至一百三十～四十左右；而舒張壓則降至八十～九十（原本從未低於一百）上下。

我的主治醫師告訴我藥效不錯時，我不好意思告訴他，自己服用美王的事；再次去檢查時才鼓起勇氣告訴醫師，他表示自己有沖繩出身的朋友，可以幫我問問美王的療效。

至今我已服用美王五年了，每天早午晚三次從未間斷過。如今身體一切正常，肩膀酸痛、頭痛等症狀也都消失了。奇怪的是，原本食慾不佳的我，漸漸容易肚子餓，而且吃起東西來覺得特別好吃。

我勸妻子也試試看，她的味口也變好了。

本來她擔心這樣會變胖，但我們兩個卻都沒有變胖，只是覺得東西變得可口而已，妻子還感謝美王解決了她的便秘之苦。

我個人酒喝得不多，然而，我發現在喝酒前先服用美王，第二天比較不會宿醉。我哥哥也一直為肝炎所苦，經我介紹服用美王後，已經痊癒。原本一段時間沒有工作，現在又想自己創一番事業。

總之，我們都慶幸自己遇到良藥。

◎我的意見

病毒性肝炎是一種很麻煩的疾病，即使痊癒後也不能掉以輕心。平常不要讓身體太勞累，並持續服用可以強化肝臟功能的美王，好好愛護自己的肝。

藉由美王雖可以加強肝臟的解毒功能，增強解酒精的作用，但是也要注意日常飲酒不要過量。

排尿順暢、便秘和皮膚病也都治好了

（福岡縣　石橋幸子　六十一歲）

由於我一邊工作，一邊還要扶育兩個小孩，幾乎沒辦法照顧自己的身體。

年近六十時，忽然覺得身體不適，尿也排不出來，身體有些浮腫。有一天早上一醒來，全身都不對勁，我想休息兩三天應該就會好轉，沒想到情況更加惡化，全身發抖發熱。

沒辦法只好走一趟醫院。醫生說我得到腎盂炎，尿道被細菌所感染；再加上我本身有嚴重的便秘，腸裡也充滿細菌。但是我的工作責任很重，無法請假住院，只好每天到醫院打點滴，持續打了一個星期。

從那以後，只要我勞累一段時間，膀胱的功能就出問題，嚴重時奔波於醫院和家裡之間，非常辛苦。有一天，我兒子介紹一種藥給我，就是美王。我看美王好像不容易吞服，味道又苦，所以把它收到櫃子裡沒有服用。

之後，有一天患了老人性皮膚炎，身體各處都長滿了疣，非常癢。我忽然想到美王可以治酒疹，就把它從櫃子裡拿出來試試看，服用約一個月後，身體就不再發癢了，便秘和排尿情形也大幅改善。

知道美王的功效後，我每天早晚都服用它。有幾次忘了服用，疣又長出來，趕緊再服用後，才又消失。

我小叔一喝酒就起酒疹，於是我介紹他服用美王，他驚訝的告訴我，現在喝酒都不再起酒疹了。

◎我的意見

從前就傳說美王有利尿作用，我個人也聽說過幾個美王利尿及治療尿失禁的例子。像石橋太太在便秘問題解決後，體內毒素得以順利排泄，自然對皮膚病有良好影響。

減輕宿醉痛苦，可以輕鬆起床

（栃木縣　板垣秀雄　四十九歲）

我是在三年前得知有美王這種藥草。公司裡有同事服用後覺得不錯，所以我就懷著半信半疑的心態服用。

大概服用三天以後，身體的疲勞感改善很多，早上一起床就精神百倍，充滿幹勁。對於年屆中年，體力日衰的我而言，是一大福音。

無宿醉，
內臟沒問題啦！
肩膀酸痛
頭痛
真好喝！
BEER
BEER
美王

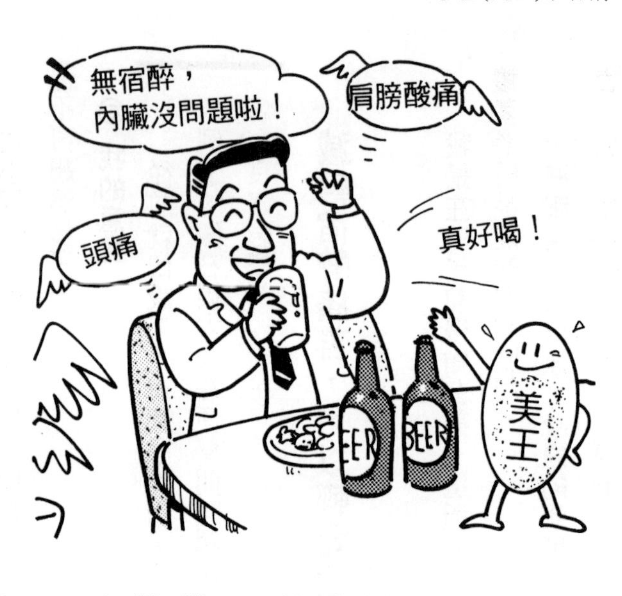

在服用美王前，我只要工作勞累，頭或肩膀就很酸痛，還會有發熱的現象；服用美王後，身體不再那麼容易倦怠，隨即承認了它的功效。之後，不但食慾大增，連腹瀉的問題都解決了。說來真不好意思，這十幾年來我每天都要上四、五次洗手間，而且持續腹瀉。

常喝酒傷了腸壁，造成吸收不良，胰臟和消化酵素的作用也受影響。本來我已經對腹瀉不抱能治癒的希望了，沒想到服用美王卻治好了他。

年輕時身體很好，也沒患過什麼病，又愛喝酒，每天至少喝三杯日本酒，二十五年來從未間斷。然而，四十五歲以後，我卻沒辦法再喝酒。只要一喝多，幾乎宿醉個二、三天，甚至四天，我以為年紀大了，要收斂點。如今想來，可能是因為血壓高的關係。

那時候只要一起床就頭昏腦脹，全身倦怠，覺得整個上午細胞都呈睡眠狀態，不喝咖啡就無法工作。服用美王後，整個都改變了，我的酒量又恢復到以前的狀態，偶爾喝過量了也不會有宿醉的情形發生。當然，頭和肩膀都不再酸痛了。

更讓人興奮的是，我是一個營業主管，很容易堆積壓力，每到月底業績截止日，整個胃幾乎要翻轉過來，因此養成胃藥不離手的習慣。

然而，服用美王後，早上一起床精神百倍，承受壓力的能力也增強了，工作方面越來越積極，精神方面也堅強許多。

有一天晚上看電視時，剛好有一則廣告是介紹我從前服用的胃腸藥，這才注意到自己自從服用美王後，已經很久不需要再碰胃腸藥了。

如果當時沒有認識美王這種藥，現在就無法如此生龍活虎的過日子了。衷心感謝美王。

◎我的意見

像板垣先生這種例子很多，許多人在服用美王後，都不再容易疲勞。當然，造成疲勞的原因很多，但是美王可說是具有綜合性療效的藥草。

此外，像板垣先生這樣藉飲用美王減少西藥的量，也是相當好的作法。

美王改善我全家人的體質

（山梨縣　久保田とめ子　五十五歲）

由於我家是務農的，工作量相當大，再加上年齡也大了，身體多處都會疼痛，很容易產生倦怠感，周圍的人都說我臉色不好。

除此之外，我有嚴重的便秘情形，有時候一個星期才排便一次。一位友人很替我擔心，便要我試試看美王。我想，這樣下去也不行，就抱著姑且一試的心情接受友人的建議。

沒想到最讓我頭疼的便秘問題完全解除，每天都能順暢的通便，身上的疼痛也緩和許多，疲倦也獲改善，早上起床時很輕鬆，身旁的人說我臉色好多了。

事實上，我開始服用美王時，我先生和女兒也跟我一起服用。我先生皮膚乾燥，一到寒冷季節就因濕疹而皮膚癢。自從服用美王後，皮膚較為油潤，濕疹的情形也改善了不少。此外，我先生以前曾患膽結石，由於手術過程不是很順利，影響膽汁的分泌，造成類似急性胃炎的症狀，幾次出入院才稍獲改善。因此，他習慣一開口就說「身體不舒服」；現在身體好了很多，心情也開朗起來。

至於我女兒，體質和父親相似，皮膚很差，只要稍微一抓就有紅腫現象。而且也有便秘的毛病，一起服用美王後，這些問題都解決了。

就這樣，我們全家人都讓美王為我們做健康管理，每天早晚，我們在飯前服用十三、四顆美王。

◎我的意見

以前的人都是將美王的根莖弄乾後煎來吃；現在加工技術進步，有粉末狀和顆粒狀兩種。特別是顆粒狀的藥，在服用時比較不苦，像久保田太太全家人這樣服用的話相當便利。

久保田夫婦利用的是美王的利膽作用和增進腸胃功能的作用，所以便秘等問題能獲得改善。

一年就改變了肝臟的數值

（埼玉縣　野坂　肇　五十二歲）

大約是五年前，公司為員工做秋季定期健康檢查，結果我的肝臟數值非常高，在那之前我完全沒有任何症狀，所以覺得很訝異。

健康的人GOT和GPT值應該在五十以下，然而，我的GOT值和GPT值分別為七十一和八十。

在我的診斷表上，除了肝臟一項外，高脂肪一欄也被打了一個紅圈，這表示我得到醫院接受更詳細的檢查。結果醫師告訴我，GOT值和GPT值確實很高，而且有肝臟肥大的跡象，中性脂肪也偏高。

醫師表示，雖然我沒有自覺症狀，但也不能掉以輕心。就在那時候，我知道有美王這種藥草。於是我持續服用了一年，剛好公司又要作定期檢查。接受檢查後，我驚訝的發現，數值已降至二十七和三十四；中性脂肪也接近正常值。

剛開始接受診斷，醫師告訴我肝臟數值高以後，我並沒有拿任何藥回家，一直到隔年接受檢查為止，我只有服用美王一種藥。

雖然我知道喝酒對肝不好，但我仍舊繼續喝，因此，我認為數值下降是托美王的福。

現在我每天都服用美王，今天已是第三年，剛開始我把美王粉溶在水中飲用，但每天這樣做很麻煩，所以有時我一次泡很多，分次服用。最近還用鹼離子的水來泡呢！

其實當年我開始服用美王時，對美王的功效並不了解，現在我的身體那麼健康，真的可以驗證美王的藥效。剛開始為了治病，現在為了健康，我將繼續服用它。

◎我的意見

我認為野坂先生的病是酒精性脂肪肝。雖然他不瞭解美王的功效而服用美王，但卻治好了自己的肝病。這正可證明美王有促進肝臟解毒功能和改善脂質代謝的作用。事實上，美王本來就具改善體質的功效，可做為健康管理的貼身藥品。

腦出血後的體質改善、痔瘡及鼻蓄膿等皆好轉

（福岡縣　古賀幸子　五十七歲）

我先生從很早以前就患高血壓，平常他自己會注意自己的身體。愛釣魚的他，常常到海邊垂釣。有一年春天，他搭船到海上垂釣，在船上忽然身體不適，於是立刻到醫院接受檢查。結果醫師說他有腦出血現象和輕微的麻痺，必須馬上住院。

還好住院一個半月後，終於可以出院。在住院期間，有許多好友來探望，其中有一位友人送我們美王。我先生出院後，將美王和西藥配合著一起吃。我們把美王

的根莖切薄，泡在蜂蜜的美王加水來喝。

這樣天天服用的結果，先生的身體日漸好轉，腦出血的後遺症消失了；原本不知道美王也能治療痔瘡，我先生多年來一直為痔瘡所苦，如果身體不舒服，就會有出血的症狀，沒想到這次服用美王也同時治好了這多年老病，真是令人欣慰。

美王還不光有這些療效。我先生患有鼻蓄膿，每次後腦一痛，就往耳鼻喉科跑，經服用美王後，現在不須再光顧耳鼻喉科了。

其他像心脈不整等疾病，也都完全治癒了。以往我們都稱先生為藥罐子，現在拖美王的福，他變得很健康。

我女兒從小腎臟功能不好，醫師說他結婚以後可能不易受孕或有難產現象。於是，我讓她服用美王試試看。服用一段時間後，腎臟的狀況果然好很多，結婚後也平安生產了，母女均安。

體驗美王的效果後，我認為好東西應多介紹給別人，剛好妹夫患有糖尿病，我就請他試試美王，果然 達到預期的效果。

如今我先生一天服用美王三次，不必擔心有任何副作用。

◎我的意見

成人病、血管和身體細胞的老化等和活性氧有很大的關係。美王有除去活性氧的功效，這一點，美國的學會已經發表過。

美王能改善末梢循環，痔瘡屬於瘀血症之一，因此，古賀先生的痔瘡和腦血管疾病就是利用美王的這項功能。從他的例子，我們可以清楚體會到美王對循環系統的影響。

肝臟的劇痛感消失了

（栃木縣　森山洋子　六十三歲）

不知道從什麼時候開始，我臉色變得很差、身體也不舒服，常常頭暈目眩，每天都過著痛苦的日子。

我的母親有高血壓的症狀，因此，我也屬於血壓容易高的體質，偶爾會到醫院檢查。

結果，血壓果然高到一百六十左右，只好拿降壓劑回家服用，這時我並沒有注意到自己是否還有其他疾病。之後我仍常到同一家醫院檢查，我的主治醫師忽然離開這家醫院，只好轉往別家醫院看診。在新醫院檢查時，醫師發現我的肝臟數值為八十，最高達一百左右，所以，身體常覺得疲累和這有關。

醫師認為是因為我年輕時，為肺結核動過幾次手術，輸的血現在跑到肝臟來的緣故，此外，內勤工作也累積了不少的疲勞，所以數值才那麼高。

我只好同時服用血壓藥和肝臟的藥。然而，自從兩種藥一起服用後，肝臟開始有劇痛的現象，心裡非常擔心害怕。

有一天，町內會會長告訴我，美王對身體很好，我聽聽也就過去了，後來在雜誌上看到介紹美王的專輯，才買來和醫院給的藥一起吃。

大約過了一個月以後，肝臟的鈍痛感就消失了，而且身體不再那麼容易疲倦，全身都覺得很舒暢，我非常感謝美王。

再過幾天又要到醫院檢查，我相信這一次一定會有好消息。

◎我的意見

森山太太在服用肝臟的藥以後，開始有鈍痛感產生，這一點光看她敘述的內容，無法做完整的判斷，如果是因為藥品的副作用，那麼，醫學界仍應致力於以最小的藥量發揮最大的功效。森山太太就是利用美王能提高藥效的功能，和西藥一併服用，所以病情才獲得改善。

令人頭痛的花粉症（過敏）已痊癒了

（宮崎縣　渡邊淳子　四十二歲）

也許是因為去年夏天特別熱的關係，今年春天，花粉症流行得比往年都厲害。

然而，我卻與花粉症無緣了。

這並不是因為我從來沒有感染過，事實上直到六年前為止，我都一直為花粉症所苦。如今能這麼輕鬆過日子，可以說是拜美王所賜。

花粉症治好啦！
哈啾！
不再打噴嚏和流眼淚了！
美王

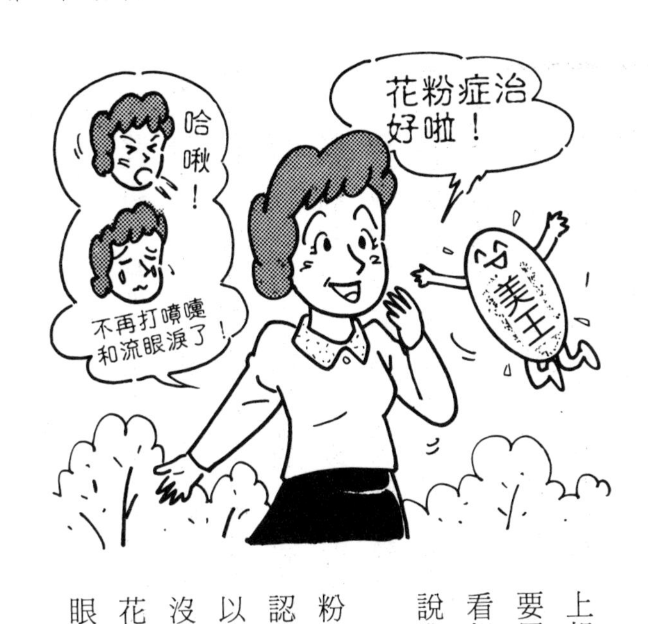

在我染上花粉症的那段日子，每天早上起床後，打噴嚏、掉眼淚接踵而來，一次要用到半盒面紙。出門一定得帶口罩，眼睛看起來總是含著淚，所以小孩子常調侃我，說我跟先生吵架，所以流淚。

而且認識我的人一看到我就想到「花粉症」。後來，經由先生的介紹，我才得以認識美王。我先生對美王的功效很瞭解，所以一直鼓勵我試試看，於是我想，試試看也沒什麼關係。沒想到喝了大約一年以後，當花粉症的季節又來臨時，我不再打噴嚏、流眼淚。

從那以後到現在已經過了好幾年，我

不再為花粉症所苦。今年流行得很厲害，先生擔心我會復發，結果，完全沒有任何症狀。

除了這一點外，美王還解決了我的幾個老毛病。首先是身體倦怠；我從事自營業，每天工作完回家後，一定要躺一躺休息一下才有力氣準備晚餐。自從喝了美王後，我不需要休息就能立刻準備晚餐，一點也不費力。

再來是腫瘤引起的神經痛；這個毛病困擾我兩年，醫生說像這種情形早就該住院，沒想到我那麼能撐；其實，這都是美王的功勞。

最後是貧血的問題。我的體質屬於容易貧血的體質，但自從服用美王以後，連醫院都驚訝於我的體質改善情形。現在，美王成為我們家的強心劑。

◎我的意見

一般而言，過敏症是由活性氧引起的，而花粉症正是一種過敏性鼻炎。美王有除去活性氧及預防發炎的功效，所以能有效治療花粉症。此外，這種中藥本身就具改善體質的功效。

美王使我在肺癌手術後順利恢復體力

（鹿兒島縣 新滿次男 六十八歲）

三年半前我得知自己患了肺癌，決定動手術。我想是因為我從事建築業，吸入了不少水泥粉塵，再加上我愛抽煙的緣故。

在動手術前，我兒子回來，勸我一定要試試看美王，所以我答應他手術後一定服用。動完手術後，我先徵求醫師的同意才開始服用美王。

手術半年後，我到醫院接受定期檢查，醫生告訴我最好服用抗癌劑。我覺得奇怪，請醫師告知身體所有狀況，於是醫師把實情全告訴我。

他說我身體裡有兩處有癌細胞，之前動手術已取出一處的癌細胞，另一處是位於無法取出之處，所以一直沒去動它。他問我是要忍受痛苦服用抗癌劑，還是就這樣趁身體好的這段時間趕緊做自己想做的事；我選擇了後者。

之後，我每天抱著好好利用剩餘的日子努力生活的態度，仍然繼續服用美王。

現在，三年半過去了，我卻還健康地活著，到醫院檢查，醫生也表示，血液中並未呈現任何受到癌細胞影響的現象，我真的很感謝美王帶給我的一切。

此外，服用美王後，身體還產生了其他的變化。例如，身體的倦怠感消失了。以前我肝功能很差，臉色自然也差，早上起床時非常疲倦，甚至到什麼事都不想做的地步。服用美王後，臉色好轉，也不再容易倦怠。美王不是有速效性的化學品，所以長期服用最能發揮它的驚人療效。

現在我每天早、午、晚各服用十顆美王。當然，我會持續不斷地服用它。

◎我的意見

日本、台灣及美國皆已研究證實美王的抗癌功效。新滿先生的例子正可以說明這一點。不過，對於三年半之間，體內剩餘的癌細胞未再惡化一事，我仍感到很吃驚。

美王治好了母親的老人癡呆症，也解除了我自律神經失調的症狀

（群馬縣　大木　綠　四十八歲）

也許是因為更年期障礙的關係，我母親患有嚴重的老人癡呆症；常常跌倒骨折，沒有吃安眠藥就睡不著，吃飯動不動就噎著，身邊的人都覺得她這樣很辛苦，醫生也表示這種病無法治療。

於是，我到處尋找偏方，有一回在雜誌上看到美王的廣告，立刻買來讓母親服用，我用糯米紙包住美王和另一種鬱金科的藥草給母親吃。

這三十年來，母親從未間斷的服用安定劑、安眠藥，但服用美王約一個月以後，她不再需要安眠藥；連吃飯也不那麼容易噎著，現在，沒有安定劑和安眠藥也能過正常的生活。

此外，最近到醫院的次數漸漸減少；從前無法看電視的她，現在常看得興高彩烈。

我自己則一直為自律神經失調所苦。特別是頭一開始痛，身體就動彈不得，嚴重時臥床達一個星期。

自從我和母親一起服用美王後，體質改善不少，自律神經失調也減輕很多，不再有數日臥床不起的痛苦。而且，每日通便，食慾良好，擔心的反而是發胖的問題。

◎我的意見

前面說過美王可去除活性氧，這對於防止血管和神經細胞老化非常有益。此外，透過末梢循環的改善，腦的血液循環順暢，腦機能自然恢復得快。

老人癡呆症是腦動脈硬化症造成的。因此，美王才能有效治好大木太太的母親。

公司全體員工都靠美王做健康管理

（鹿兒島縣　玉利佳久　三十四歲）

為了全體員工的健康著想，我讓他們都服用美王。每個人每天服一顆加了另一

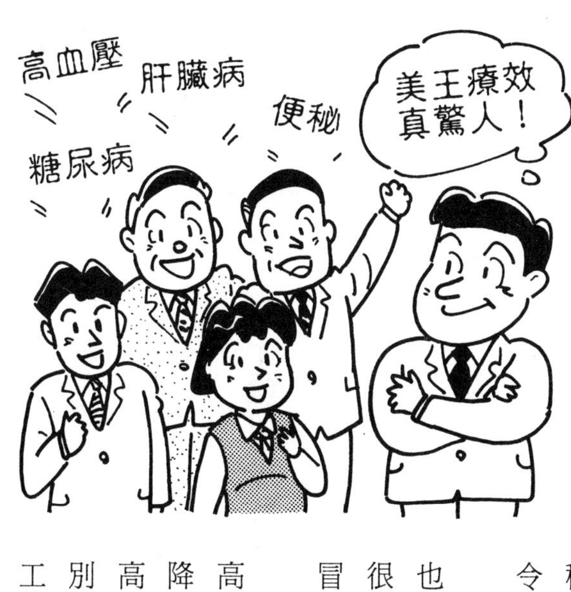

種鬱金科藥草的美王顆粒，沒想到療效那麼令人驚訝。

首先，幾乎不再有員工因感冒請假。也許是因為美王和薑都屬薑科，對治療感冒很有效。就算同時流行三種不同的流行性感冒，員工也都能夠安然過關。

其他像有一名員工因痛風而使尿酸偏高，服用後已下降許多；糖尿病的人血糖也降低恢復正常；患肝病的人數值也下降了；高血壓、排尿不順、便秘等各種症狀也都個別獲得改善，沒想到美王治好了整個公司員工的疑難雜症。

公司員工個個健康有幹勁，我也覺得

很欣慰，今後仍將利用美王來維持員工的健康。

◎我的意見

玉利先生身為一個經營者，能關心到員工的健康，致力於創造一個良好的工作環境，這種精神令人敬佩。在這個例子中，美王充分發揮了改善體質的功效。

美王克服了六十歲以後的各種毛病

（福岡縣　本多俊馬　六十四歲）

一過了六十歲，也許是因為一直勉強撐著身體工作，忽然之間，所有的毛病都出來了。

到醫院檢查的結果，前列腺肥大、高血壓、糖尿病等百病纏身，可說成了疾病百貨公司；特別是前列腺，醫生說必須立刻動手術，血壓也高達二百。

之後雖然有服用醫院的藥，但是病情並無很大的改善。經友人介紹，說美王的療效良好，我就買來試試看，每天早午晚各一次將美王和西藥配合著一起吃。

服用一段時間後，身體的狀況有驚人的改善，心中覺得很欣慰，因為那段日子實在太苦了。

從定期至醫院檢查的診斷書中也能看出美王的效果；醫生表示前列腺的病況已好了許多，不需要再動手術了。這一定是托美王的福。我再繼續服用了一段時間後，血壓也降低到不必掛心的程度，血糖值也呈安定狀態。

到今天我已服用美王三年了，這二年來從來不需要再上醫院，所以每天一定按時服用，一日二次，從不間斷。

◎我的意見

糖尿病本身不可怕，其引起的併發症才可怕。美王在預防這些併發症方面的功效，很令人期待。此外，血壓安定是身體變好的主要原因。

服用美王後，不知疲倦為何物，花粉症也治好了

（宮崎縣　青木京子　四十歲）

我是在五、六年前知道有美王這種藥，當時抱著姑且一試的輕鬆態度來服用它，沒想到不久之後立即見到它驚人的療效。

首先是身體的倦怠感完全消失。每天下班回家後，覺得精疲力盡，什麼也不想做，坐在那兒發呆；自從吃了美王後，疲勞感完全消失。

此外，通便情況良好，東西吃起來特別美味；大家都感冒時，只有我獨自倖免。特別是一九九五年初那次流行感冒，幾乎無人躲得掉，當時我仍然身體健康，不受影響，連一起運動的朋友都相當羨慕。

所以，我越來越相信美王，從不間斷地服用。唯一遺憾的是，十年來一直困擾著我的花粉症，始終沒有改善。我幾乎已對這個疾病放棄。每年二月底到四月底這段期間，真是苦不堪言，鼻子黏溼溼的，噴嚏打個不停，夜夜不成眠。

當然我也試過醫院的藥，可是藥和我的體質不合，也就漸漸變得愛吃不吃了。今年我下定決心要告別花粉症。在季節到來之前，我增加了美王的服用量，大約十天左右，我吃了一整盒的美王，懷著期待的心情，迎接季節的來臨。這一次真的如願以償，不但症狀大幅減輕，晚上也能好好的睡覺了。

無疑地，美王發揮了驚人的功效。現在，我每天早晚服用美王。剛開始由於味道很苦，曾試著用膠囊或糯米紙包著服用，但後來我覺得還是直接服用粉末較易為人體吸收。今後為了健康的身體，我仍要天天服用美王。

◎我的意見

美王確實有一種獨特的苦味，有些人會不習慣直接吞服。事實上，正如青木太太所言，直接服用粉末吸收效果較佳，而且苦味能促進唾液分泌，活化消化機能。請務必試試看。

數值高達五百的肝臟值在一年後降至四十

（福岡縣　宗岡功　五十五歲）

這是六年前的事。當時覺得身體有異樣，到醫院接受檢查，結果發現肝臟的GOT值竟高達五百，並呈現黃疸症狀。

醫生指示必須馬上住院，而且要住相當一段時日。我想肝病是一輩子的，就算要長期治療也是無可奈何的事，決定辦理住院手續。就在這時，我認識了美王。如果當時沒有遇到美王，今天我就不可能這樣健康的過活。

開始服用醫院的藥後，我也立即開始服用美王，每天早午晚三次，一次三到四小茶匙。雖然我不知道美王對肝臟有多少效果，但仍認為繼續服用總沒錯。

大約過了一個月以後，醫院替我做檢查，這回數值從五十降到八十左右，連醫生都嚇一跳，當然我也得以比醫師預期的時間提早出院。

之後雖仍定期接受治療，但我已十分確定美王的功效，於是每天我一定要服用它。

就這樣持續一年後，數值已降至四十左右，如今我已服用六年了，數值約在二十四上下，不用再光顧醫院。

此外，我的大腸炎，宿醉等問題也都靠美王而獲得改善，美王的價格合理，所以我每天服用四次也沒問題。現在，它已經成為我維持健康的常備良藥了。

◎我的意見

從前面二十位體驗者的經驗談中不難發現，美王最顯著的療效在於利膽功能。它促進膽汁分泌，強化肝功能，連五百的肝臟數值，都能使之降到四十左右，的確相當驚人。

不過，肝病常有復發的可能性，宗岡先生最好不要大意，應該繼續服用美王，並接受定期檢查。

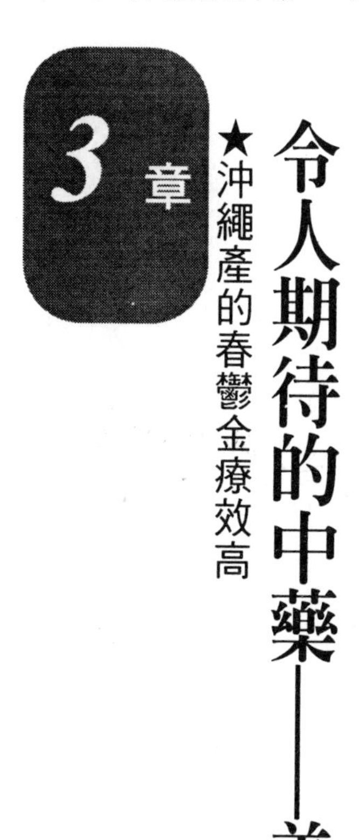

令人期待的中藥——美王

★沖繩產的春鬱金療效高

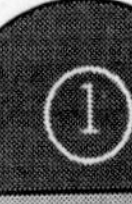

中國本草書上所記錄的驚人療效

接下來我們要說明的是，做為一種「中藥」，美王有那些優良的特性。

自古以來，美王在中國一直是一種神秘的藥草。在中國，關於藥草性質的調查和記錄，大都記載於本草書中，並流傳於後世，其中也有關於美王的記錄。

根據本草書中的記載，美王有消炎、鎮痛、健胃、利膽、破血、活血、行氣等效能。

簡單的說，所謂活血、破血的意思，是使滯淤的血液循環良好；而活血、行氣功能是指透過好的血液循環促進氣的流通順暢。

中國自古即相當重視藥草，他們稱藥草為「本草」，各種本草的香味，藥效等皆分類記載於本草書中。其中最早的一本是漢代編纂而成的『神農本草經』。在這本書中將三百五十六種藥草分為上藥（神仙藥）、中藥（強壯藥）及下藥（治病藥

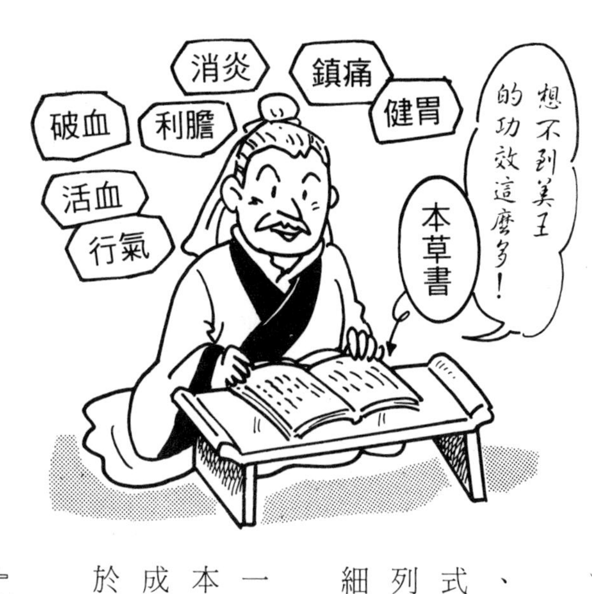

）三類。

至於美王則是在明朝的『本草綱目』、『萬病回春』、『新修本草』等書中才正式以藥草之名登載。江戶時代，這些書籍被列為研究漢方的必讀著作，其中對美王有詳細的記敘。

『本草綱目』為明代的李時珍（一五一八～九三）所編纂，全書五十二卷，是一本資訊豐富的大著。李時珍費時三十年才完成此書，他將當時已知的藥草知識整理後，於一五七八年完成這本『本草綱目』。

裡面記載的藥物數量是『神農本草經』的五倍以上，達一千八百九十二種之多，可謂空前絕後。

當然，這本書對之後中國、日本等國之藥草學有無限深遠的影響。

❖『本草綱目』記載的美王功效

那麼，本草綱目是如何敘述美王這種藥草呢?事實上，在書中，美王（鬱金）和薑黃是分開來記載的。

在這裡要先說明一下，現在日本所稱的鬱金是「秋鬱金」的總稱；而在中國則相反，中國所稱的鬱金是「春鬱金」的總稱。關於這一點，後面還會有詳細的介紹。

首先我們來看看關於鬱金（秋鬱金）的記錄：

「味辛苦、寒而不毒。主治血淤及氣滯所致真心痛。生肌、止血、破惡血。治血淋、尿血、金瘡（切傷）。

接著是關於薑黃（春鬱金）的記載：「主治心腹的積血、痊忤（因突來的驚嚇而致心痛）、通經、治跌打損傷、暴風痛、止寒、肝鬱脇痛、脇下癥塊。效力較鬱金強烈」。

在明代的另一本藥草書『新修本書』中也有同樣的記載。

這裡所稱的「血」這個字的含意和我們一般所稱的血液不同，它包括人體內所流動的各種液體，如淋巴液等。

當「血」的流動產生滯礙，這滯礙就稱為「瘀血（惡血）」。如果在身體內一直維持瘀血狀態，就會產生各種疾病，而在某種情況下發病。因此，所謂「治療瘀血」就是轉換容易瘀血的體質，這一點，鬱金和薑黃都有良好的功效。

預防疾病的良策就是改善體質，使身體不容易讓疾病纏身。『本草綱目』告訴我們，鬱金、薑黃正可以提供這樣的功能。

② 藥草用的春鬱金和食用色素用的秋鬱金

到目前為止，為了不讓讀者們混淆，我們把春鬱金和秋鬱金統稱為鬱金（美王

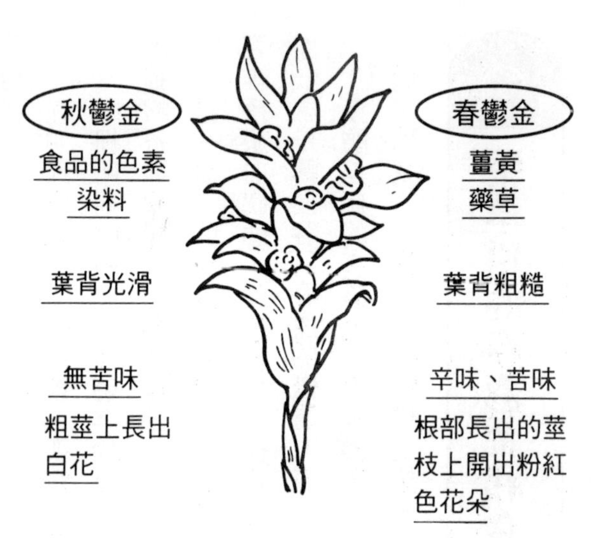

）。現在為了讓大家有更正確的認知，我認為必須向大家說明其中的差異。

前面曾提及，春天開花的鬱金稱為春鬱金；秋天開花的鬱金稱為秋鬱金。自古以來，人們稱春鬱金為「薑黃」，做為藥草之用；而秋鬱金則用於食品的色素或染料。

無論是做為藥草或染料，都是利用鬱金多肉的根莖，其狀似薑。（如圖）

至於味道方面，春鬱金有刺激性的苦味、辛味；而秋鬱金則有特殊的香味，但無苦味。

此外，春鬱金從根部另長出獨自的莖枝，其上開粉紅色的花；葉的背面粗糙為其特徵。相對的，秋鬱金的白花開在原長的粗莖上，葉子的背面是光滑的。

❖美王和薑科屬同類

一般而言，薑科植物以印度、馬來西亞為中心，分佈及於亞、非、中南美洲等亞熱帶區域，約四十屬，五百種以上。不論哪一種都喜歡高溫多溼的環境，葉多為平行脈大葉。

此外，其肥大的地下莖、種子、葉子等上面都富含有獨特辛味成份或者芳香的精油成份。因此，大都做為香料用。

和薑科同類的春鬱金和秋鬱金都是薑科鬱金屬的多年草本植物，原產地在亞洲的熱帶地方。根據文獻記載，鬱金生長的區域包括印度、中國南部、台灣、日本；日本的生產地區包括沖繩、種子島、屋久島、奄美大島、鹿兒島等，但是現在只剩沖繩和鹿兒島的部份地區有生長。

關於美王為人類所利用的歷史，有一說是自紀元前九七〇年開始的所羅門王朝時代，從美索布達米亞傳至巴勒斯坦；七世紀左右再傳到唐代的中國，做藥材、染料、調味料等。

❖春鬱金的藥效較佳

前面提到，中國的本草書中把日本所稱的春鬱金（學名garcuma aromatica）的根莖部定名為薑黃，但現在中國卻把日本名為秋鬱金（學名gurcuma longa）的植物稱為薑黃，而將春鬱金叫做鬱金（玉金）。

在日本相反；我們把秋鬱金的植物名稱為鬱金，春鬱金的根莖叫薑黃。換句話說，在日本和中國，這兩種植物的名稱正好相反，因而造成一些混淆。

事實上，還有一種和美王同屬薑科鬱金屬的多年本植物，稱為莪朮，外觀和美王極為相似，幾乎難以分辨。因此，最近常聽說有將春、秋鬱金賣錯，或者將莪朮和鬱金混在一起的情形。

其實，只要具備簡單的知識，就能分辨這中間的差異。首先，從根莖的形狀來看，每一種都和薑頗相似，但是切開來看，會發現切口的顏色各異。春鬱金的切口呈鮮黃色；秋鬱金的切口呈橙色，莪朮的切口則呈亮麗的紫色。其他方面，鬱金和莪朮都有類似花一般美麗的包葉，包葉葉尾呈圓形而中央較黑的是莪朮，它所含有的薑黃素非常少。

這三種藥草各有其特殊的藥效，特別是春、秋鬱金，但是，春鬱金的療效仍然最佳。因此，本書在說明鬱金的療效時，都是針對「春鬱金」而言。

順便說明一下，春鬱金（美王）加上莪朮一起服用，藥效會更加顯著。

❖沖繩產的成份最高

這些鬱金科植物需要排水良好、土壤肥沃且富有機質的生長環境，而南國特有的大太陽更不可或缺，因此，在日本還是以沖繩為鬱金最適宜的生長環境。

此外，就藥效而言，沖繩北部地區栽培的美王效果最好。這是根據一位使用過美王並深受其惠的人所說的。當時沖繩以外的居民尚未普遍知道有美王這種藥，這

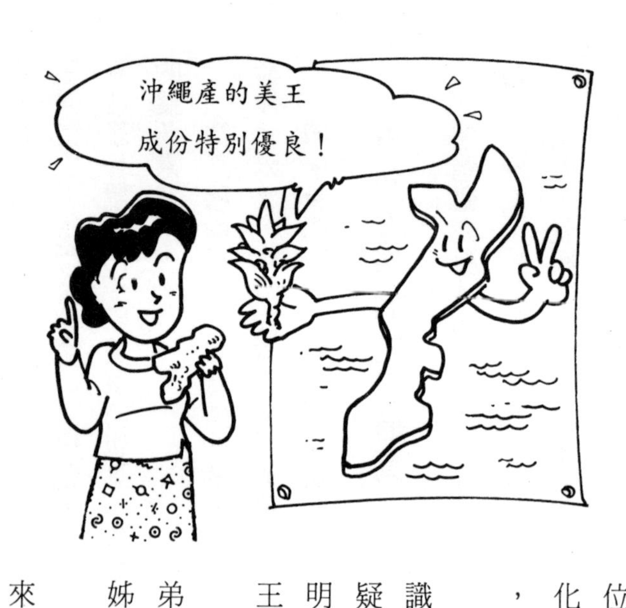

位先生因姊姊和弟弟同時得到大腸癌和肝硬化，想要試試看中藥療效，偶爾到沖繩走走，卻因緣際會地在市場一隅看到美王。

然而，由於之前對這種藥草完全不認識，即使店老闆熱心的推薦，仍持著半信半疑的態度。店老闆從口袋中掏出一疊厚厚的明信片給他看，結果那些明信片都是服用美王者寄過來的經驗談。

於是，這位先生想，也許此藥草對姊弟們的病有幫助，就買了回去，立即介紹給姊姊和弟弟。

約服用了半年後，身體完全康復，本來已被醫生宣佈剩半年生命的姊姊，竟然精神百倍，令人不敢相信。弟弟的肝硬化情形也減到非常輕微的程度。

這位先生看到這種情形，終於深信美王的療效，之後他常從沖繩買回美王的根莖，儘量介紹給大家知道。然而，在這期間卻傳出有人服用之後並未見效，而且不只一人。

經查證，原來這位先生從沖繩買回根莖後，直接在家裡栽培了起來，還有些人也依樣畫葫蘆，用自己種的美王來治病，結果正是這些人反應未見療效。

因此，我認為原產於熱帶地區，性喜高溫多溼的美王，仍最適合種植於日本列島最南邊的沖繩。據說那位先生從此致力於推廣沖繩的美王。

其實，日本本地也不是絕對不適合美王生長，但是考量其所含成份，還是以沖繩的較優良，而且北部地區所栽培出來的根莖，成份更好。

❖粉狀的美王藥效較佳

美王的根莖雖含有各種成份，但特別具有藥理作用的是黃色色素薑黃及黃酮等

國立衛生研究所所分析的成份和主要功用

成份	主要功用
薑黃素	強化肝臟功能、促進膽汁分泌、利尿。
FLAVONOID	有抗出血性維他命 P 的功能。
KAMFER	興奮神經、有強心作用的精油成份。
AZNON	能治療發炎及潰瘍，有抑制胃蛋白酶的功能。
SHIONAIL	能健胃、殺菌；防腐功能相當優良。

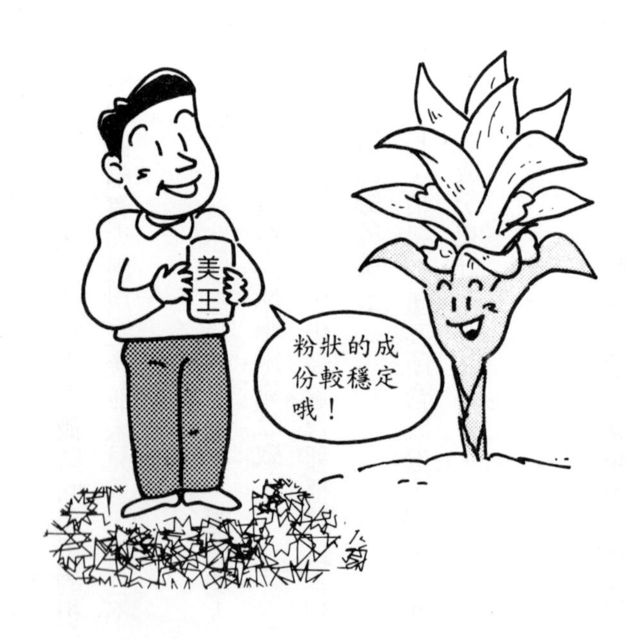

精油成份。

大部份美王都是被加工製成粉狀或將粉再製成顆粒狀；站在醫學的立場，認為病人使用的美王成份要儘量固定，因此，所使用的美王最好是在同一栽培條件下培植出來的產品。

一般而言，經收穫的根莖所含的成份，一個個皆有微妙的差異，因此，與其直接利用根莖，不如將根莖加工製成粉狀，許多根莖混合在一起，成份就能平均些。如此一來，藥效必可期待。

在加工方面，有一點必須特別注意的，那就是精油成份是油性的，在加工過程中，若脂肪掉落的話，精油成份將流失許多，而它又是美王所含的最重要成份之一。

現在的加工技術相當進步，應該不會有這種問題，但讀者在購買之前還是先確認一下比較好。

③ 二十一世紀的醫療趨勢爲「東西醫學的融合」

由於現代醫藥品的副作用問題，自一九七六年開始，漢方也開始適用於健康保險，換句話說，漢方熱開始流行起來，醫師們也開始注意本草書上所說的上藥。

所謂「上藥」是指能滿足以下條件的藥：無毒性、不限定於對某臟器有效、能使生物體正常化等等。

關於這一點，美王可說完全符合「上藥」的條件，目前廣受各界矚目。

為使大家能了解美王做為中藥的明顯特殊性，我們應先看看在現代醫學中，中藥療法的功能。

對現代醫學的進步功不可沒的醫學品，在療效快速的同時，卻也造成相當危險的副作用，患者的犧牲也不可謂不小。

因此，醫學界也一直在尋找無副作用的治療法，對中藥中是否有此上等藥材也

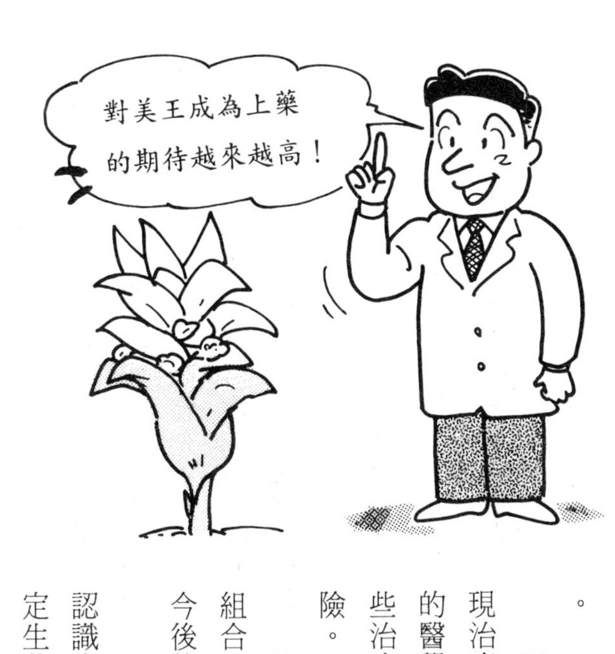

滿心期待，整個世界都漸漸在尋求中藥治療。

例如，根據專家所言，在中藥中可發現治癌症的免疫療法劑。像AIDS，目前的醫學還無法找出有效的治療方法，雖然有些治療用藥品，但是其副作用過強，相當危險。

據研究，如果把漢方或者生藥恰當的組合，就有延遲愛滋發病的可能性，而且，今後的研究將更朝抑制發病的方向努力。

現在我經常讓一些對於「東方醫學」認識尚淺的醫師瞭解生藥治療的體系，並肯定生藥對醫療進步的貢獻。換句話說，我認為二十一世紀應該要朝「東西醫學融合」的方向去思考。也就是「東方醫學」和「西洋醫學」應該各自發揮其自有的特性，合力來突破現代醫學的瓶頸。

一般而言，西洋醫學就是透過科學的方法調查生病的原因，然後找出治療的方法。這是以明治維新為契機傳入日本的，主要是以德國的醫學為主。從那以後，西洋醫學成為正統醫學；而漢方醫學就此沒落，被列入正統之外。

第二次世界大戰以後，美國醫學成為影響日本主要的醫學，但這西洋醫學卻也有各方面的問題，其中之一就是副作用。由於醫藥品是將有效成份分析、純化、抽出後使用，療效極快，也同時提高了副作用的危險性，甚至引發患者其他重大疾病。因此，即使是向西洋醫學一面倒的醫師，對這個問題也有深切的反省。

❖綜合治療效果好的生藥

在日本「東方醫學」和「漢方醫學」幾乎沒有什麼區別，事實上，「東方醫學」的含意較廣。所謂「東方醫學」不光指從中國傳來的「漢方醫學」，還包括印度的傳統醫學和自東南亞諸國傳來的醫學。它和西洋醫學的差異在於著重「治療病人而非治療疾病」。東方醫學著重依病人的敘述和身體所起的變化來治療，而非一開始就找病因。另外還有一點差異，東方醫學使用的是天然生藥材，雖然效速沒有那麼高，卻也不容易產生副作用。

生藥含有多種成份，能對多種疾病產生綜合療效，不像西藥只有針對某特定症狀有效。

前面已說過，二十一世紀的醫學除了東西方醫學融合之外別無他法，這一點，日本將必須付起很大的責任才行。

❖受重視的上藥——美王

和「生藥」類似的字眼有漢方藥（中藥）、民間藥之類的。關於這些用詞，我擔心的是，不光是一般社會大眾，有些專門的醫學研究者也不了解其中的差異，而錯誤的陳述自己的意見，或誤下判斷。

因此，在這裡我簡單說明一下這些詞的含意。所謂「漢方藥」是指「數種生藥組合而成的藥方」；而且，組合的生藥成份和給藥數量必須清楚明確。

相對的，民間藥（偏方）則沒有一定的給藥條件，只說清楚針對何種症狀有效，如治便秘、治痔瘡等。而且，不將藥的處方內容公開也是民間藥的一個特徵。

生藥是由特定的植物、礦物、種物而來，而植物是最具代表性的，也就是「藥用植物」。因此，中國把記錄動植物生藥的書籍稱為「本草書」。

前面說過，中國最早的本草書『神農本草經』，把藥品分為「上藥、中藥、下藥」三個範疇；書中並記載「上藥為君（一百二十種），多服用、長期服用皆不傷人體」；「中藥（一百二十種）為臣，有的有毒，有的無毒，服用之前判斷清楚」；「下藥可治病，但有毒，避免長期服用」。

或許這種分類有些許錯誤，但就副作用的危險性而言，現代藥品大部份都應該被歸類為下藥。相對的，無毒性且可長期服用的美王，則可歸納於上藥的範疇之內。

④ 美王曾是琉球王朝的專賣品

關於原產地在印度的美王如何傳入日本這點，至今並無十分確切的史料記載。一般的傳說是，美王於唐代，也就是七世紀左右傳入中國的廣東一代，作為藥品、染料及調味料。

日本則是在平安時代中期以後得知有此一物，至於廣為利用美王，是在沖繩的琉球王國與南方諸國交易盛行的時期；當時他們藉與中國的朝貢關係輸入美王。

❖大河劇場『琉球之風』中曾出現美王

室町時代發生的書中也有記錄美王經琉球傳入日本一事。在NHK的大河劇場『琉球之風』中，對當時的琉球王國有所描繪，大概很多觀眾都沒有注意到，在第一集中有美王出現的畫面。其實，我也是因為太太在旁邊提醒我，我才看到那個畫面。

只要了解琉球的歷史，就很容易理解美王出現的原因。因為當時美王和砂糖是琉球王國外交及經濟上不可或缺的重要物品。

自一五九七年「慶長之役」以後，琉球在薩摩藩巧妙的政略影響下漸被控制，不但影響到王國的財政，各方面都相當的吃力。到最後連欠薩摩的債都沒有辦法還。於是所有的家臣開會討論要如何解決這個惱人的問題。最後有兩位提出，除了砂糖以外，將美王也改成國家的專賣品。

據說當時美王確實已經是很有利用價值的藥品，被做為食品、染料等，大阪地方的人也都知道這項產品。

當時琉球的農民和薩摩的船員之間已開始直接做美王的交易買賣，只要王府將其劃為專賣品賣到薩摩，利潤一定相當可觀。

事實上，琉球賣給薩摩的價錢是琉球本地售價的六倍，琉球本就少有能用來換錢的農作物，因此獲利如此高的美王對他而言是一項珍品。

總之，透過那兩位家臣的建議，美王於一六四六年起成為專賣品。

然而，從此一般老百姓被禁止自由種植、販賣美王，琉球王府一手買斷所有產品，轉售給薩摩。

王府對於美王的管理相當徹底，不論在下種或者收成時，皆派人一根一根的數清楚根莖的量；農民工作完一天後，還派人監視及檢查有無私藏在身上的情形。

即使管理如此嚴格，仍有人於深夜偷偷跑到田裡盜採美王，然後在家裡種植以後做為藥品治病，可見當時美王是極為珍貴的物品。

❖大阪地方的售價驚人

從琉球到薩摩的販賣是由琉球館（琉球王府的出差地）直接負責。在琉球取得執照的御用商人才能在琉球館出入，他們透過投標方式購得美王，然後到大阪地區銷售。

據說大阪的售價是薩摩地區售價的十倍以上；更有一說售價近三十三倍，這對琉球王府來說，絕對是驚人的收益。

手段高明的薩摩商人也利用美王的特權，用盡各種手段競爭。

❖薩摩藩也為重整財政而專賣美王

就這樣，美王的需求量越來越大，因此，除了沖繩以外，其他島嶼也開始種植美王，而為因應如此龐大的需求量，琉球的美王耕作面積和甘蔗園一併擴大。結果卻威脅到一般農作物的種植，到了王府不能坐視不管的地步，只好稍加管制美王和甘蔗的耕作面積。

如同琉球為窮迫的財政需要而專賣美王，在二百年後的天保時代（一八三〇～一八四四），薩摩藩也因須重整財政而開始走向專賣的途徑。

如此一來，原本透過來自琉球館的御用商人銷售的美王，在薩摩藩開始實施專賣後，不再經由這些商人收購銷售，薩摩藩將這些商人趕出自己的國境。

無論如何，這都在說明美王對琉球王府和薩摩藩的財政幫助有多大，可見江戶

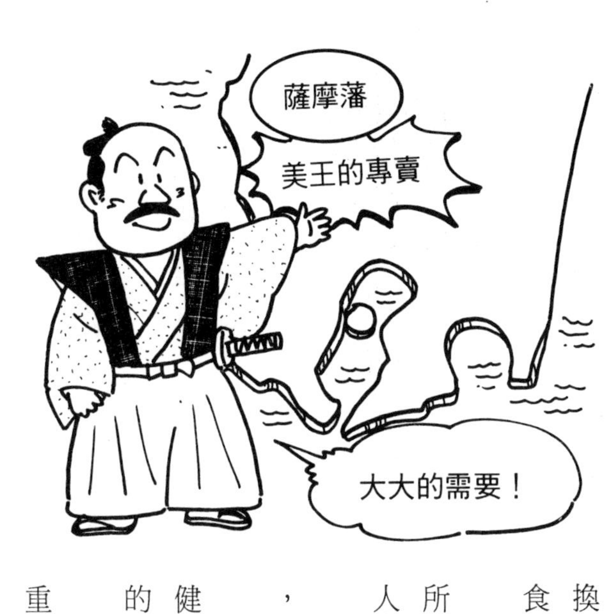

時代為止，日本對美王的需求一直相當大。換句話說，當時將美王拿來當藥草、染料、食用的量已經非常驚人。

然而，自明治以降，美王迅速為大家所遺忘，再加上今日科學研究出一連串有驚人療效的藥品，美王更被大家所忽略。

我個人認為，這是由於明治時代以後，日本的醫學完全以西洋醫學為中心之故。為此，至江戶時代為止一直替人們做健康管理及治病的東方醫學，被逼到非科學的角落去。

從此，有關於生藥的一切不再受人們重視，像美王這麼優良的藥草也從大家的意識中逐漸消失。再加上沖繩以外的地區不易栽培美王，更是雪上加霜了。

經歷這段歷史的美王，在跨越了一世紀的空白之後，再次因預防成人病而奇蹟似的出現，別具深意。因為這關係到西藥副作用的課題。

前面敘述過，這必須積極拉攏東方醫學才能獲得改善。這也是我們開始迎接一個重視生藥價值時代的好契機，我很樂見擁有長遠歷史的神秘生藥能因而在現代中甦醒。

⑤ 適當的處理方法

在這一章的最後，我們介紹一下處理美王的方式。以前的人都是美王的根莖切絲後煎來服用，或者將曬乾的根莖刨細後再煎。

今日加工技術進步，已將根莖製成粉末，或者顆粒，方便患者服用。

其實，最能吸收其有效成份的方法，是將生的根莖洗淨後直接拿來啃。但是，實際啃過的人都知道，味道很苦，無法每天都這麼做。

如果把根莖刨成絲後泡在水或熱茶中飲用，可以沖淡苦味，但是有一點要注意的是，刨好的絲不要用紗布過濾以免成份大量流失。

至於服用量方面，一天的量大約像大拇指大小的根莖即可，重量大約是十公克左右。基本上一天分早午晚三次服用，時間配合上有困難的，也可以早晚服用二次。有肝病的人要增加用量。

以乾燥根莖煎煮時，通常用土瓶或陶壺，要注意不可熬煎過久，以免破壞成份。大約煮至色呈啤酒一般即可。

忙碌的現代人若覺得煎煮時間太麻煩，可以服用粉末美王。只要栽培條件一定，加工出來的粉末成份就較固定。如果你服用同一工程製作出來的粉末，相信一定會有令人期待的藥效。

最近已開發一種能使根莖之精油成份保留的加工技術，所以粉末製品也不比根莖本身遜色。粉末的服用量是每日早晚各一回，約九公克左右即可。將一小茶匙（

約三公克）的粉末放入湯碗中，泡水或開水即可服用。如果不怕苦味的話，直接將粉末倒入口中再飲水當然更好。

如果有人連吃粉末都不習慣或者很麻煩，可服用顆粒狀製品，三餐飯後各服十顆左右，外出或旅行時，攜帶顆粒狀製品既方便又不會忘記服用。

美王不像一般醫藥品只能對局部發揮效果，它能協調身體各部，改善體質，而且完全不必擔心副作用，希望大家都能有耐心地持續服用。

4 章

活用美王的方法

★從牙粉、入浴劑到治療香港腳

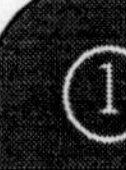

利用粉末充當牙粉

到目前為止我們已詳細介紹了美王的歷史和藥效，接著我們要告訴大家一些不太為人所知的美王活用法。

根據一項調查顯示，每三個接受牙齒檢查的學生中，就有一人必須到牙科看診。戰後的牙科醫療應該相當進步，一般人的飲食生活也都很不錯，然而患蛀牙、牙周病等牙齒疾病的人，卻在持續的增加當中。

事實上，預防這些牙齒疾病時，美王也能派上用場。蛀牙的起因是，在牙垢裡生存的細菌製造的酸所引起的。這種酸會在牙齒表面的琺瑯質上鑽洞，並溶化下面的象牙質而引起蛀牙。

因此，大家刷牙的目的就是要將齒垢上滿滿的細菌群清除乾淨，以預防蛀牙。

此外，攝取足夠的鈣質也就是保持牙齒健康的好方法，這就必須多吃小魚或乳

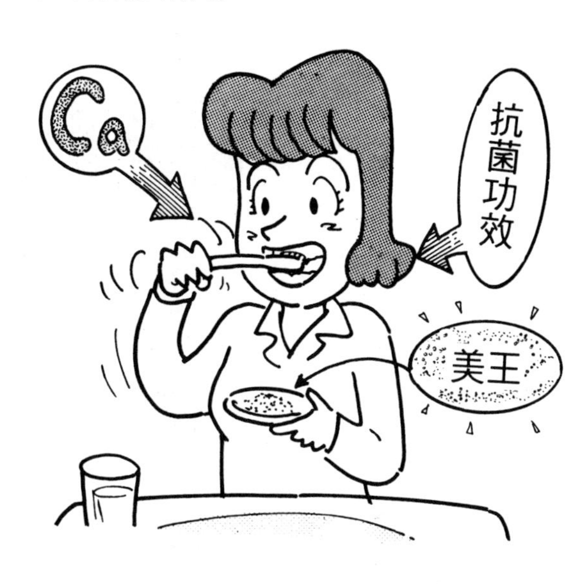

製品了。

美王具有抗菌功能，又富含鈣質，所以不但能除去牙齒周邊的細菌，也能補充鈣質，對牙齒的保健有極大的幫助，光吃美王就能補給每日身體所需的鈣質了。

那麼，如何利用美王來去除牙齒的細菌呢？首先只要準備一個小盤子裝美王的粉末就行了。然後依照一般刷牙的程序將牙齒的污垢洗淨，再將牙刷沾一些美王的粉末，然後繼續刷牙，最後用水漱口漱乾淨。

有一份報告指出，將炒過的鹽加入美王粉末中來刷牙，有堅固牙床的效果。當然，牙齒的保健不能光靠美王來維持，而必須每天持續做好預防及保健工作。

有一點提醒讀者注意，美王是可以當做黃色染料的東西，因此，在刷牙時，千萬要注意，別讓水滴在白色或淺色衣物上。

② 用於沐浴或洗臉能活化肌膚

最近有許多沐浴芳香劑是由全國各地的溫泉成份製作而成，將溫泉效果帶入一般人的家庭中。

美王有很好的保濕效果，只要在浴缸中加入一些粉末來泡澡，就能使肌膚滋潤光滑，更能活化肌膚。

入浴前先將一小湯匙的美王粉加入浴漕中，充分攪勻，顏色大致呈微黃色即可，這樣就一切ＯＫ了。然後你只要慢慢享受泡澡的樂趣就行了。

其他像把美王粉溶入少量水中，用來洗臉也不錯，它能活化臉部肌膚，可說是很好保養品。

③ 各式各樣的殺菌效果

美王具殺菌功能，這一點已在學會發表過，利用這個特性，可以發揮許多令人驚訝的效果。

在美王粉中加入少量的水，充分攪拌成糊狀。如果將它塗在刀傷的傷口，能預防細菌從傷口侵入。而且它的活化皮膚功能可使傷口提早癒合。

治療痔瘡也是一樣，透過其殺菌及活化皮膚的功能使得傷口早日痊癒。有一位身上長疣的患者在塗上美王三天後，疣自動萎縮，連他自己都不敢相信。

此外，美王的防蟲效果也不差。根據一項親身體驗的報告指出，有一位長年為香港腳所苦的患者，每天都細心地用美王塗在腳上，經過一段時間後，竟然將香港腳完全治好了。

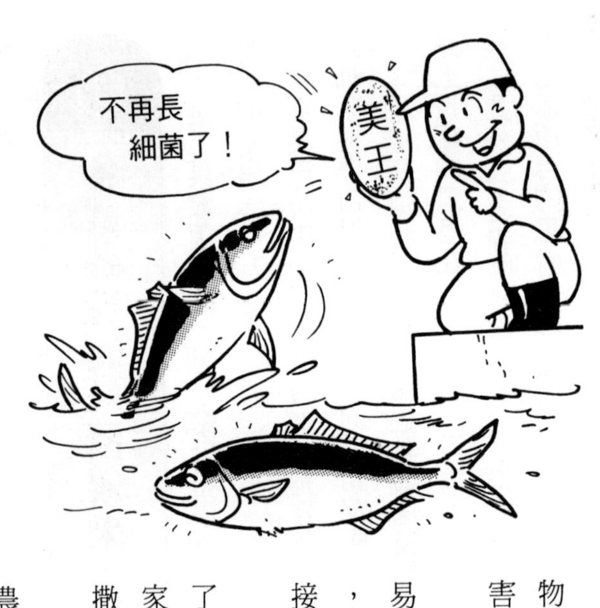

這種殺菌效果不光是對人有效，對動物也是一樣。美王幫魚類養殖業者解決了蟲害。

有一種魚叫做鰤魚，它的鱗片上很容易沾細菌，養殖業者常不知如何是好？其實，只要在魚餌中混一些美王粉，或者把它直接倒在海水中，魚身就不容易沾細菌了。

還有一個例子是，某人家的庭院中放了很多竹簍，每到一個季節，蜈蚣就會爬進家中，令人頭痛不已。於是他在家裡的四週撒上美王粉，從此蜈蚣不再來搔擾他們。

高爾夫球場也常有蟲的問題，目前用農藥來驅蟲，許多人並不贊成。如果用美王來驅蟲，完全沒有副作用，可安心使用。

④ 無毒性且有抗菌功能，最適合做著色材料或染料

將春鬱金（美王）的根莖橫切後，可從切口看到鮮黃的顏色。前面已經說過，這是因為美王富含黃色色素「薑黃素」之故。當然，美王屬上藥，完全無毒性。

這種黃色非常適合用來做染料。舉例而言，一般我們想在料理上加上黃色裝飾時，通常都是用蛋黃，如果改用美王，會呈現出更鮮黃的色澤。再加上美王本身是良好的藥草，不光是顏色悅目，對健康也很有幫助。

其他像用於醃蘿蔔方面，前面已經介紹過。下一章「輕鬆享受有益健康的美王料理」中，我們將詳細介紹一些使用美王的料理。

大家大概都知道自古以來包和服的布常用美王來染色，可見美王很適合當染料。一般在染色時，如果使用天然染料，為使色調顯現出來，或者固定顏色，必須加

入媒染劑。

染色程序依次為：將水加入染料的材料中，加溫，沸騰後抽出染料成份，最後將纖維放入浸泡，使之充分吸收染料。通常這樣出來的成品會有色調未能充分顯色，或者染料固定力不足的問題，因此，必須加入媒染劑，使布上的顏色固定及顯色（媒染劑是由鋁、鐵、銅等金屬經過化學處理後溶於水中製成）。

然而，如果利用美王做染料，只要將煎過的美王液取出，然後放入纖維即可，手續非常簡便。

您不妨試試看，將白布放入美王中染色，一定可以得到一條顏色美麗的手帕。

⑤ 加了美王的健康土司

最近許多食品都標榜「健康食品」，以增加其附加價值。美王也相當適合做為健康食品的素材，因此，在鹿兒島就出現了在麵包中添加美王的麵包店。

這家麵包店本就以好吃的麵包打響名聲，這次更加入可增添美味和對健康有益的美王來促銷。店主告訴我們，麵包粉和美王的比例是一公斤對美王粉七公克，客人的反應比預期的好，所以添加美王粉的麵包總先銷售一空。

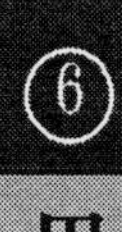

用於河豚養殖，繁殖率倍增

河豚料理是冬季的風物，以河豚火鍋、河豚生魚片最為有名，除了日本以外、韓國、中國、非洲等地也有食用河豚的習慣。

大家都知道一句自古以來的諺語：「想吃河豚又怕死」，許多人因貪美食而致命。然而，即使河豚有毒卻仍是日本有名的料理。這是因為一八八八年伊藤博文在下關被河豚的美味所感動，而下令解禁河豚之故。

近來有人說河豚的黑皮可預防癌症，其實，含DHA的脂肪可防止痴呆及過敏症。

然而河豚養殖業者表示，河豚的幼魚存活率不高，所以難以大量養殖，價格自然偏高。他們在飼料加入美王後，幼魚的存活率增加了兩倍。可見美王不僅對人體有益，對魚類的幫助也很大。

以下是一九九一年三月二十五日的『南海日日新聞』對此事報導的摘要：

【全國百分之四十～六十的河豚都是奄美產的。他們在養殖的河豚飼料中加入美王後，發現一隻隻健康小河豚陸續誕生，存活率也大幅提高。美王以強化肝臟機能的藥草而聞名，卻對河豚產生如此良好的功效。

將美王用於飼料的是奄美宇檢村有名的「宇檢養魚股份有限公司」。一般而言，河豚幼魚的存活率約百分之三十～四十之間，非常的低，所以不易大量養殖，價格也很昂貴。飼料主要成份為沙丁魚、青花魚之肉末或大蒜、大豆混合品，加上美王粉後，幼魚存活量大約增加兩倍，達百分之八十。像去年買進一百萬隻幼魚，存活率維持在百分之七十～八十。】

5章 輕鬆享受有益健康的美王料理

★沙拉、主食、點心等三十二道料理介紹

可當生藥可作菜

本章要介紹的是使用美王粉製成的數種健康料理。

現在日本的料理習慣是喜歡在食品中添加人工色素；如能好好利用美王，即使不用動物性的蛋黃，也能作出一道色澤鮮黃的料理。當然，美王不光能增添食品色彩，還能發揮生藥的效果，是少數能加入料理中的藥草。

另外，大概沒人知道美王也能當洗劑使用，在水中加入少量粉末後，用來洗青菜或泡海帶等，你會發現青菜色澤更鮮亮。

美王料理不平凡之處，在於輕鬆享受美食的同時，也能促進身體健康。接著就要介紹由名料理研究專家高畑康子先生協助我共同擬定出來的「簡易家庭美王料理」，希望大家能列入每天的食譜中，達到「吃出健康，吃出美味」的目的。

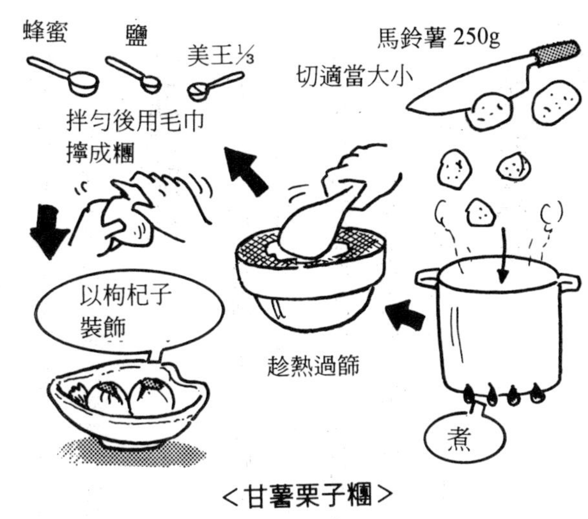

<甘薯栗子糰>

①甘薯栗子糰

材料（四人份）馬鈴薯二五〇克。A（蜂蜜一大匙、鹽一小匙、美王三分之一小匙）。枸杞子適量。

作法①將馬鈴薯適量切塊後下去蒸。

②趁熱剝皮，用網篩過，和A攪拌一起後，用毛巾擰成團。

③撒上枸杞子裝飾。

②甜蓮肉

材料（四人份）蓮子二分之一杯。A（美王三分之一小匙、水三杯、蜂蜜四大匙、鹽一小匙)。

作法①將蓮子和A放入鍋中三十分鐘後再加熱七、八分鐘。

②蓮子煮熟後，加上蜂蜜，然後加熱一下即關火，放冷使之入味。

③蓮藕醋花

材料(四人份)蓮藕一節。豆腐渣二分之一杯。A(蜂蜜二小匙、醋三大匙、鹽一小匙、美王三分之一小匙)。芹菜少許。

作法①蓮藕去皮切薄片，在加有醋的熱水中燙一下。

②將豆腐渣和A放入鍋中炒熟。

③將①和②充分混合，盛入盤中，撒上碎芹菜。

④馬鈴薯饅頭

材料(四人份)馬鈴薯二五〇克。A(皮)(葛粉二大匙、美王三分之一匙、鹽二

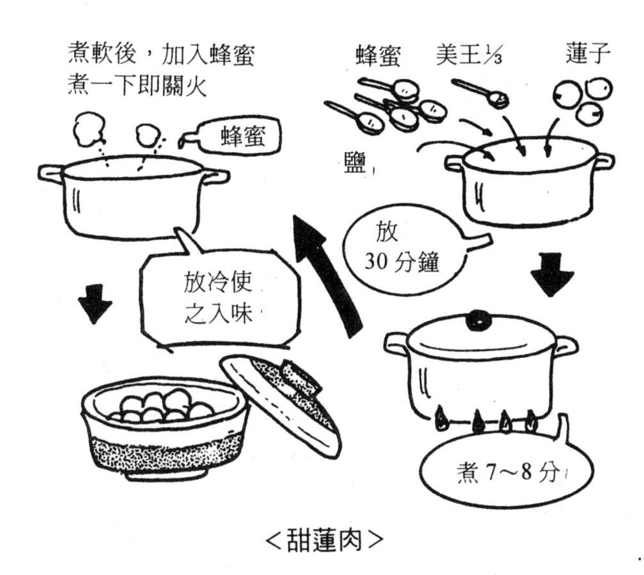
蓮子
美王⅓
蜂蜜
鹽
放
30分鐘
煮7～8分
煮軟後，加入蜂蜜
煮一下即關火
蜂蜜
放冷使
之入味

<甜蓮肉>

蓮藕去皮燙過
切薄片
薄
醋
以滾水燙一下
蜂蜜
醋
豆腐渣
美王⅓
放入鍋中炒熟
蓮藕和豆腐渣拌
匀後，撒上碎芹菜

<蓮藕醋花>

小匙)。

B(餡)(人參二十公分、豌豆五、六根、二片香菇切絲、麵筋漢堡五〇克)。

C(味淋二大匙、鹽一小匙、淡醬油二分之一大匙)。D(高湯二杯、味淋二大匙、鹽一小匙、酒一大匙)。

作法①馬鈴薯煮熟去皮,過篩後加入A拌勻。

②將B放入鍋中,加滿高湯下去煮,再用C調味。

③用①當皮②當餡包成饅頭狀,塗滿葛粉後蒸十分鐘。

④將D放入鍋中,葛粉和水後加入成糊狀。

⑤蒸好的饅頭盛在盤中,將熱熱的④澆上去即可。

⑤黃醬洋蔥

材料(四人份)洋蔥二個。A(葛粉二大匙、豆漿二杯、鹽、胡椒少許,美王三分之一小匙)。芹菜少許。枸杞子一大匙。

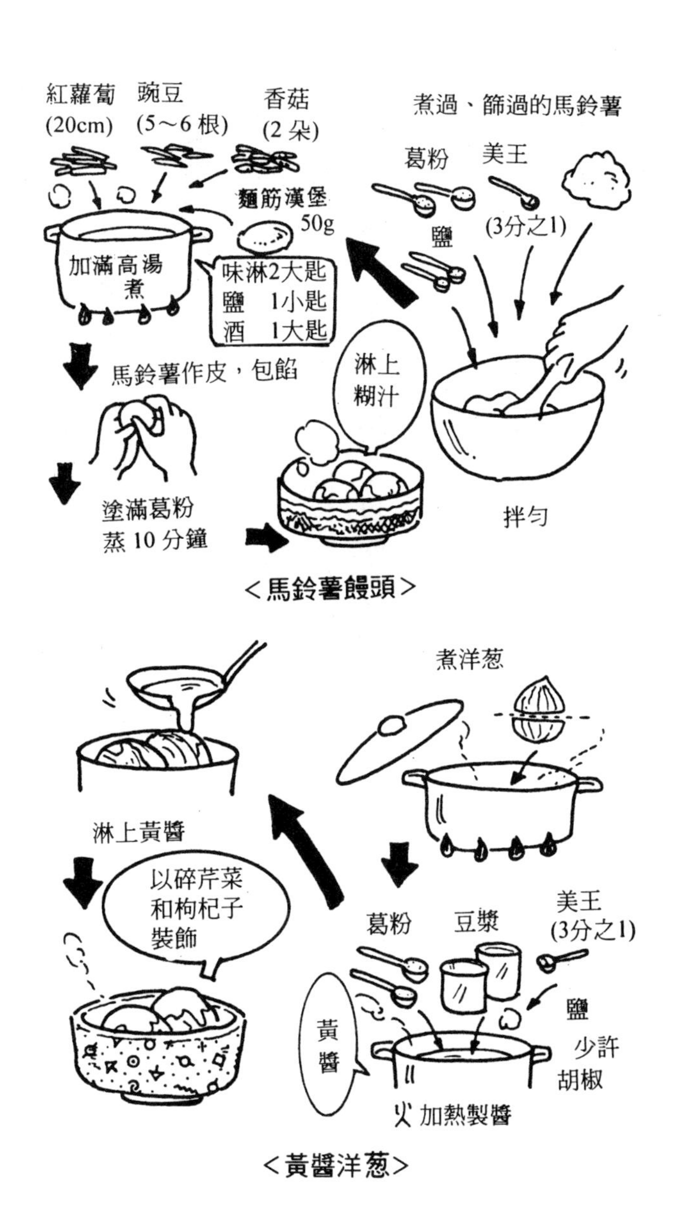
紅蘿蔔
(20cm)
豌豆
(5～6 根)
香菇
(2 朵)
麵筋漢堡
50g
加滿高湯
煮
味淋2大匙
鹽　1小匙
酒　1大匙
煮過、篩過的馬鈴薯
葛粉
美王
鹽
(3分之1)
馬鈴薯作皮，包餡
淋上
糊汁
拌勻
塗滿葛粉
蒸 10 分鐘
<馬鈴薯饅頭>
煮洋蔥
淋上黃醬
以碎芹菜
和枸杞子
裝飾
葛粉
豆漿
美王
(3分之1)
鹽
少許
胡椒
黃
醬
加熱製醬
<黃醬洋蔥>

作法①將洋葱橫切成二，放入鍋中加入少許鹽蒸煮一下。

②將①和A混合煮成糊狀的黃色醬汁。

③在煮好的洋葱上淋上醬汁，並撒些碎芹菜裝飾。

⑥酸甜豆腐渣

材料（四人份）A（豆腐渣一杯、蜂蜜二小匙、醋二大匙、鹽一小匙、美王三分之一小匙）。葡萄乾少許。四季豆少許。紅蘿蔔少許。生薑少許。

作法①紅蘿蔔切成五㎜的塊狀，以鹽水燙之。四季豆燙過鹽水後，切成小塊。生薑切碎。

②將A放入鍋中炒熱約二、三分鐘，然後和①的材料充分攪拌。

③盛入器皿後，撒上葡萄乾裝飾。

⑦馬鈴薯沙拉

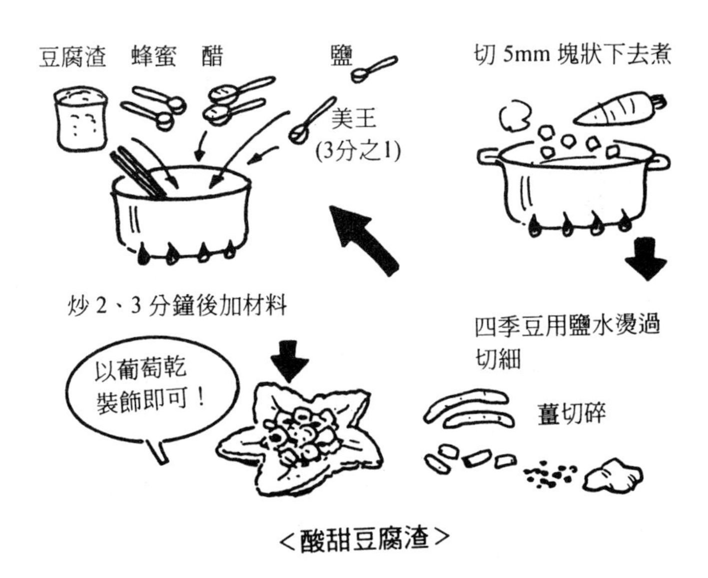

<酸甜豆腐渣>

芝蔴糊　醋　鹽

美王加入馬鈴薯泥
中攪拌

充分攪拌

加入青菜拌勻

葡萄乾＋
枸杞子裝飾

<馬鈴薯沙拉>

材料（四人份）馬鈴薯二〇〇克。美王二分之一小匙。洋葱二分之一個。紅蘿蔔三公分。

A（芝蔴糊和醋各二大匙、鹽一又二分之一小匙）。葡萄乾二大匙。枸杞少許。

作法①馬鈴薯煮熟搗成泥狀，加入美王攪勻。

②洋葱切薄、紅蘿蔔切成扇形，用鹽搓揉。

③先將①和A充分拌勻，再把②倒入。

④盛於盤中，撒上葡萄乾和枸杞。

⑧馬鈴薯泥

材料（四人份）馬鈴薯三個。A（芝蔴糊一大匙、美王三分之一小匙、鹽、胡椒少許）。

作法①馬鈴薯煮熟去皮，用缽搗碎。

②A加入①中充分拌勻後，放入袋中，然後擠入容器中（可依自己喜好的花樣

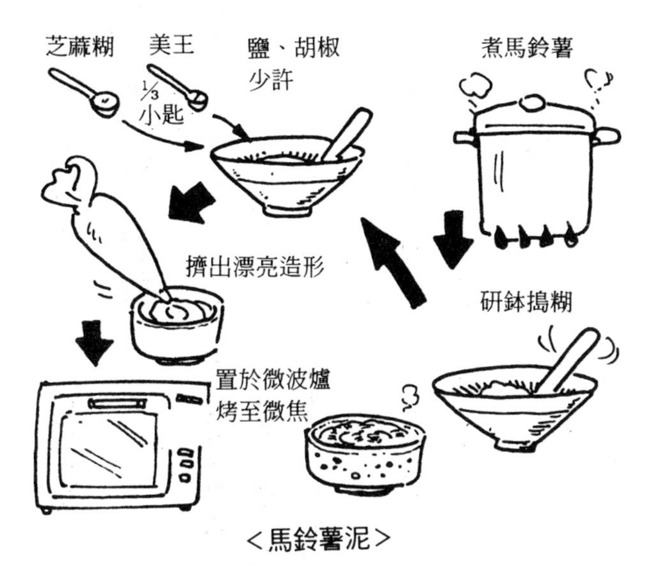

<馬鈴薯泥>

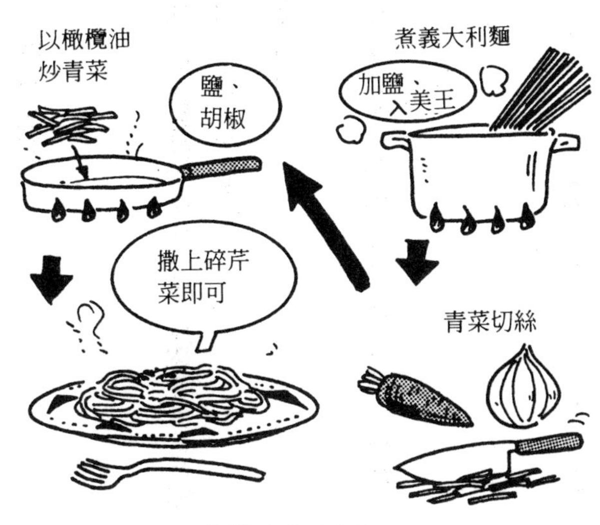

<印第安義大利麵>

）。

③放入微波爐，以二〇〇的溫度烤至表面略呈焦狀。

⑨印度安義大利麵

材料（四人份）義大利麵三〇〇克。洋葱一個。紅蘿蔔出分之一個。橄欖油二大匙。美王、咖哩粉各二分之一小匙。鹽、胡椒少許。芹菜少許。

作法①將義大利麵放入滾水中煮，加少許鹽和美王。

②洋葱、紅蘿蔔切絲。

③在鍋中倒入橄欖油炒洋葱和紅蘿蔔，加少許鹽、胡椒，然後和義大利麵拌勻。

④盛入盤中，撒上碎芹菜。

⑩芥末蓮藕

材料（四人份）蓮藕一節。A（白味噌二分之一杯。胚芽粉二大匙、芥末一大匙、

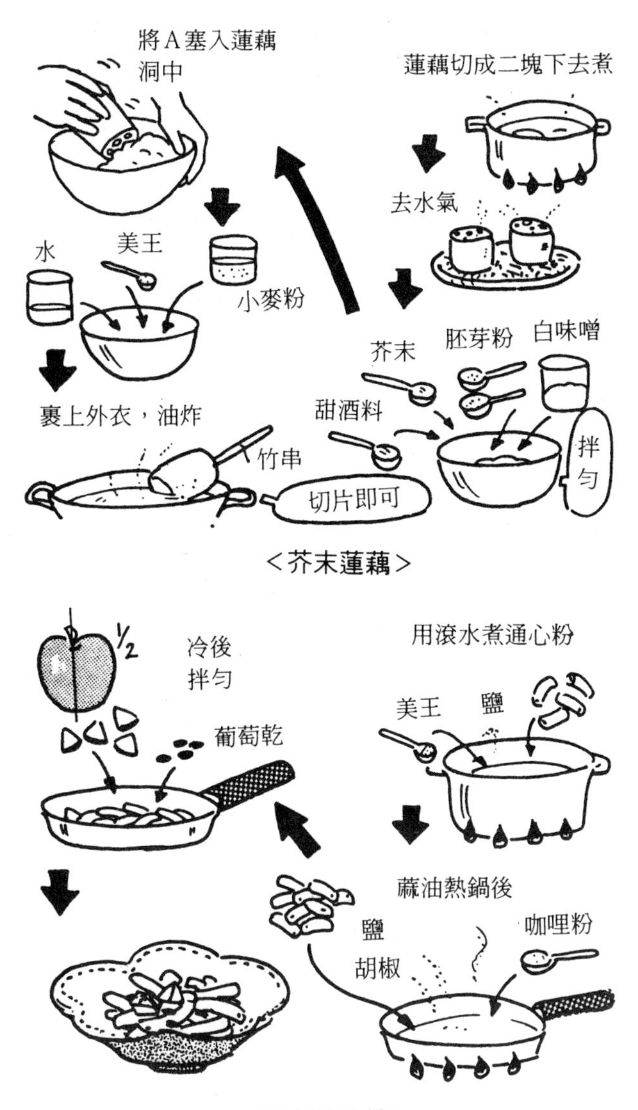
將A塞入蓮藕
洞中
蓮藕切成二塊下去煮
去水氣
水
美王
小麥粉
芥末
胚芽粉
白味噌
裹上外衣，油炸
甜酒料
拌勻
竹串
切片即可
冷後
拌勻
用滾水煮通心粉
1/2
美王
鹽
葡萄乾
蔴油熱鍋後
鹽
胡椒
咖哩粉

＜芥末蓮藕＞

＜通心粉沙拉＞

味淋一大匙）。B（小麥粉二分之一杯、水三分之一杯、美王一小匙）。蔴油（沙拉油）少許。

作法①蓮藕切成二塊、煮七~八分。撈起來置於有洞容器上去水氣。

②A放入碗中充份攪拌，待蓮藕冷卻後將A塞入蓮藕洞中。

③將B充分拌勻準備作外衣。用竹子串起蓮藕，裹上外衣（B），放入油中炸，待冷卻後切成一公分的薄片。

⑪通心粉沙拉

材料（四人份）通心粉（乾）三〇〇克。美王二分之一小匙。A（咖哩粉一大匙、鹽、胡椒少許）。蔴油一大匙、蘋果二分之一個、葡萄乾三大匙。

作法①在滾水中加入鹽、美王，然後煮通心粉。

②用蔴油熱鍋，炒①，然後加A調味。

③冷卻後放入扇形蘋果和葡萄乾充分拌勻。

⑫菊花蘿蔔

材料（四人份）蘿蔔二十公分。甜醋（醋二分之一杯、蜂蜜二大匙、鹽少許）。美王二分之一小匙。梅醋少許。蜂蜜少許。紅辣椒、柚皮。

作法①蘿蔔切三公分塊狀、刻成菊花樣。

②（白）蘿蔔上塗鹽，待水氣去掉後沾甜醋。用紅辣椒裝飾花芯。（黃）蘿蔔塗上鹽、美王，沾甜醋。去水氣後用淺綠色蔬果裝飾花芯。（粉紅）蘿蔔放入梅醋和蜂蜜中浸泡，去水氣後以柚皮裝飾花芯。

⑬紅豆丸子

材料（十二個份）糙米二杯。A（水一又五分之四杯、鹽一小匙）。紅豆餡三〇克×十二個。甜蓮子（甜蓮肉）十二個。枸杞子十二個。

作法①洗米後放入A中一晚。

②置入壓力鍋後中火煮，加壓開始後轉成弱火煮二十分鐘，放一下。

③打開鍋蓋，手沾溼，抓約如乒乓球大的量，中間包紅豆餡，最後用加美王煮過的蓮子和枸杞子裝飾。

⑭無花果壽司

材料（四人份）壽司米二杯、海苔二張、無花果少許。

作法①海苔一張切成四片，中央劃十字切痕。

②壽司飯揉成三公分大的糰，用①包起來。

③開口處以無花果裝飾。

※壽司米的作法（加入美王）

材料（四人份）壽司米。A（水、酒、美王、昆布）。B（蘋果醋、蜂蜜、鹽）。

作法①米洗後置竹蔞中後再浸放A中一小時。

②放入壓力鍋中，壓力開始後以弱火再煮三分鐘，放置一段時間。

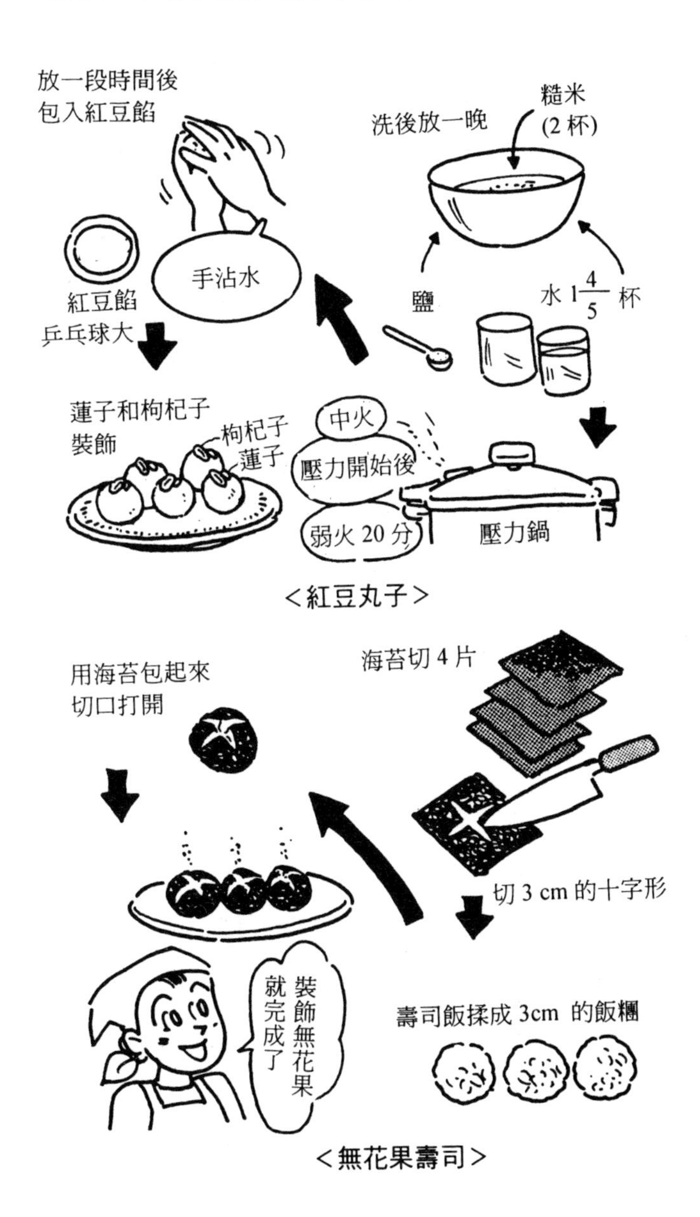
放一段時間後
包入紅豆餡
糙米
(2 杯)
洗後放一晚
手沾水
紅豆餡
乒乓球大
鹽
水 1 4/5 杯
蓮子和枸杞子
裝飾
枸杞子
蓮子
中火
壓力開始後
弱火 20 分
壓力鍋
用海苔包起來
切口打開
海苔切 4 片
切 3 cm 的十字形
裝飾無花果
就完成了
壽司飯揉成 3cm 的飯糰

＜紅豆丸子＞

＜無花果壽司＞

③煮好的飯與B充分拌勻。

⑮菱壽司

材料（四人份）壽司飯六碗。A綠海苔粉二大匙、B紅梅醋二大匙、C美王一小匙，A、B、C各加入二碗壽司飯中。《材料》紅蘿蔔一小根（切絲）、香菇十朵（泡軟切絲）、高湯、鹽、甜酒料、醬油（各少許）。《裝飾》生薑切片、醃櫻花片、花椒芽（少許）。

作法①先做材料（菜）。紅蘿蔔＋鹽＋甜酒料，以高湯燙下。香菇放入鍋中加高湯、醬油、甜酒料下去煮。

②在四方盒中分別置入A壽司飯，撒上紅蘿蔔；B壽司飯，撒上香菇；C壽司飯，撒上喜歡的材料和裝飾。

⑯奶油甘薯

材料（四人份）甘薯二個、美王一小匙、水、鹽一小匙。A（豆漿一杯、葛粉一大匙、鹽、胡椒少許、月桂一片）、芹菜。

作法①甘薯切成五公釐厚的的片狀。

②將①和鹽、美王置入鍋中，加水至蓋過材料處，煮至甘薯變軟為止。

③A倒入鍋中加熱，作糊狀奶油醬。

④甘薯盛入器皿中，澆上③的奶油醬，撒上碎芹菜。

⑰甘薯蘋果雙燒

材料（四人份）甘薯一個、蘋果一個、葡萄乾三大匙。A（水一又二分之一杯、鹽一小匙、美王三分之一小匙）、肉桂少許。

作法①甘薯、蘋果各切成一公分塊狀。

②將甘薯和蘋果交互排入鍋中，撒上葡萄乾，倒入A，煮至水分乾為止。

③置於盤中，撒上肉桂。

⑱黃金豆腐渣

材料（四人份）豆腐渣三〇〇克、蘋果醋三分之一杯、鹽二小匙、蜂蜜二大匙、美王一小匙、枸杞子少許。

作法①將所有材料全部放入鍋中，炒四～五分鐘。

②用毛巾擰糰，上面以枸杞子裝飾。

⑲雙色蓮藕

材料（四人份）蓮藕一節。A（小麥一杯、水一杯、美王一小匙、胚芽粉二大匙、鹽少許）。綠海苔粉一大匙。

作法①蓮藕切成七公釐的厚片狀。

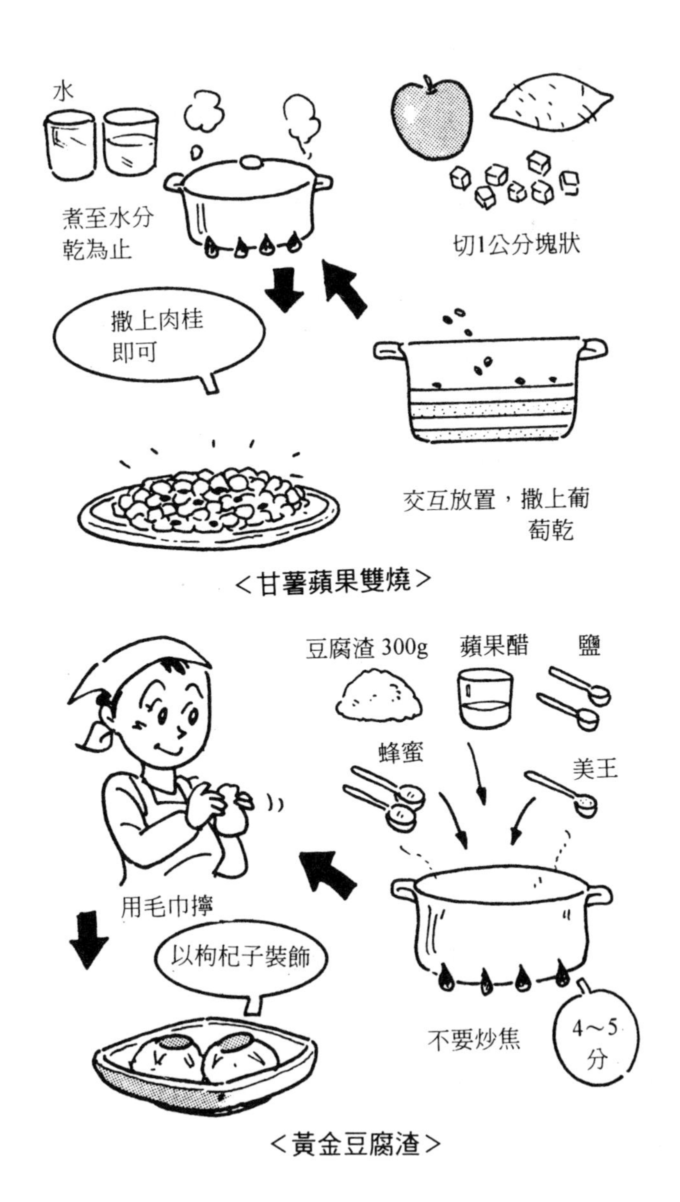
水
煮至水分
乾為止
切1公分塊狀
撒上肉桂
即可
交互放置，撒上葡
萄乾
<甘薯蘋果雙燒>
豆腐渣 300g
蘋果醋
鹽
蜂蜜
美王
用毛巾擰
以枸杞子裝飾
不要炒焦
4～5
分
<黃金豆腐渣>

②將A混合作成外衣，一半加入綠海苔粉，即可作二種外衣。

③蓮藕裹上外衣，放入二〇〇度的烤箱中烤十分鐘。

⑳豆腐皮捲

材料（四人份）豆腐渣一杯。A（香菇二朵、紅蘿蔔一公分）。B美王一小匙、葛粉二大匙、芝蔴糊、鹽各少許）。C（生豆腐皮十公分平方的八片，柴魚高湯、鹽、味淋少許）。

作法①A切絲加豆腐渣，再和B拌勻，揉成二公分丸狀。

②C放入鍋中煮一下，一片片打開，把①一個個放上去，然後疊在方綢巾上。

③蒸十分鐘左右，捲起來即可。

㉑奶油菠菜紅蘿蔔

材料（四人份）菠菜一把、紅蘿蔔一根。A（豆漿一杯、葛粉一大匙、鹽、胡椒少許、美王一小匙）。麩質香腸四條。

作法①紅蘿蔔切片、以鹽水煮一下。菠菜切成二公分長稍燙一下。

②將A置入鍋中煮奶油醬。

③①和②混合後盛起，以煎過的香腸裝飾。

㉒豆腐奶油起司

材料（四人份）豆腐一塊。A（蘋果醋三大匙、鹽、胡椒少許）。

作法①豆腐燙過去水氣，過篩後放入缽中搗碎，和A混勻。

②將①分成四份（a、b、c、d）。

(a)加入四分之一美王。

(b)加入一小匙葉綠素。

(c)加入一小匙梅肉。

(d)原味。

③各擠在備好的鹹餅上。

㉓美王鐵板麵餅

材料（四人份）高麗菜二分之一個、豆芽菜一袋、葱三枝、生薑一片、山芋泥二〇〇克、紅蘿蔔泥五十克、全粒粉二杯、水一杯、美王一小匙、調味料（番茄醬、英國辣椒醬、醬油）。A（小魚乾、柴魚、綠海苔粉）。

作法①所有的材料全部混合拌勻。

②用平底鍋煎至兩面皆微焦，然後加上喜歡的材料。

③盛於盤中撒上A。

㉔南瓜湯

材料（四人份）A（南瓜二分之一個、洋葱一個、紅蘿蔔二分之一根）。糙米一碗。B（柴魚高湯五杯、鹽、胡椒少許、美王一小匙）。堅果少許。芹菜少許。

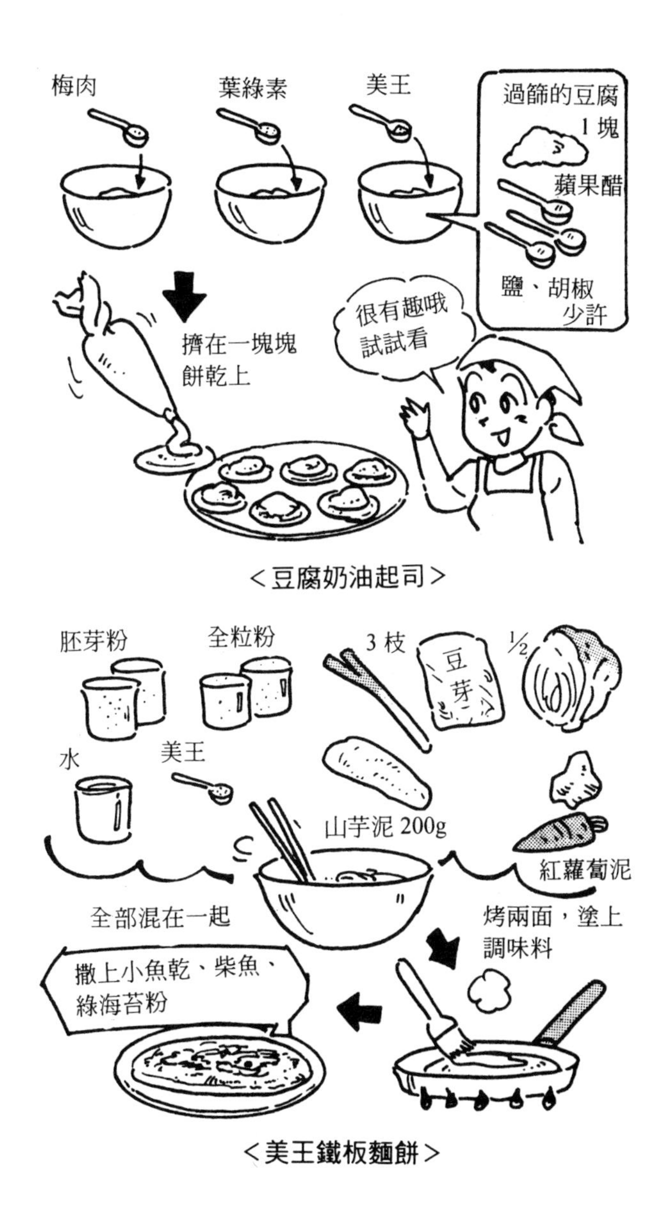
梅肉
葉綠素
美王
過篩的豆腐
1塊
蘋果醋
鹽、胡椒
少許
擠在一塊塊
餅乾上
很有趣哦
試試看
<豆腐奶油起司>
胚芽粉
全粒粉
3枝
豆
芽
½
水
美王
山芋泥 200g
紅蘿蔔泥
全部混在一起
烤兩面，塗上
調味料
撒上小魚乾、柴魚、
綠海苔粉
<美王鐵板麵餅>

作法①A切適量大小，用高湯煮透。

②用B調味，加少許飯弄涼，放入榨汁機。

③置入鍋中調味後盛起，撒上堅果和碎芹菜。

㉕燉高野豆腐

材料（四人份）高野豆腐六塊。A（高湯二杯、甜酒料二大匙、鹽一又二分之一小匙、美王四分之一小匙）。綠色裝飾少許。

作法①高野豆腐泡水。

②A置入鍋中煮一下，然後加入去水氣的豆腐，繼續燉。

③切成適當大小，盛於盤中，撒上綠色裝飾品。

㉖美王鹽

材料（四人份）美王一大匙、鹽（自然鹽）二大匙。

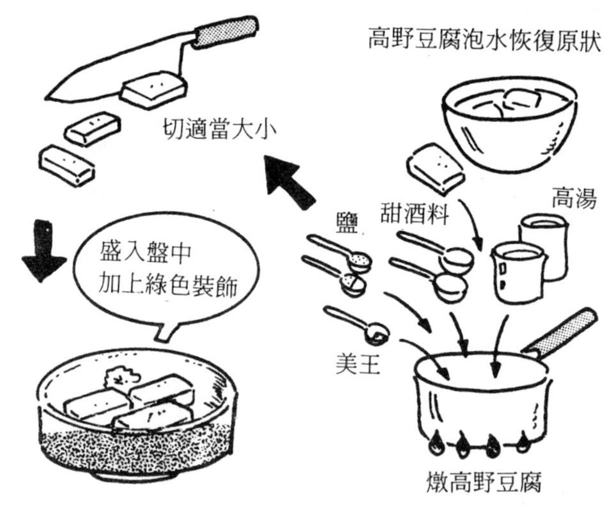
高野豆腐泡水恢復原狀
切適當大小
鹽
甜酒料
高湯
盛入盤中
加上綠色裝飾
美王
燉高野豆腐

＜燉高野豆腐＞

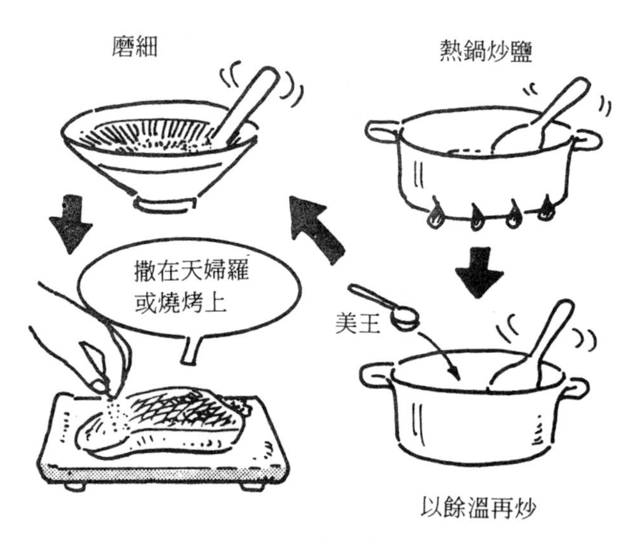
磨細
熱鍋炒鹽
撒在天婦羅
或燒烤上
美王
以餘溫再炒

＜美王鹽＞

作法①熱鍋炒鹽，關火後加美王，利用餘溫拌炒一下，置入研缽中搗碎。

※可撒在天婦羅、燒烤等食物上。

㉗美王天婦羅

材料（四人份）甘薯一個、紅蘿蔔四公分、青豌豆八枝。A（小麥粉、鹽、美王）。天婦羅用醬油（醬油二大匙、甜酒料二大匙、高湯二分之一杯）。

作法①A作炸粉。

②甘薯切成五公分厚，紅蘿蔔切成扇形、豌豆直接沾①下去炸。

③盛入盤中，澆上天婦羅醬油、鹽和美王。可依各人喜好添加蘿蔔和生薑泥。

㉘美王洋葱

材料（四人份）洋葱一個、豌豆四枝、葡萄乾一大匙、枸杞子少許。A（鹽一小匙、芝蔴糊一大匙）。美王一又二分之一小匙。

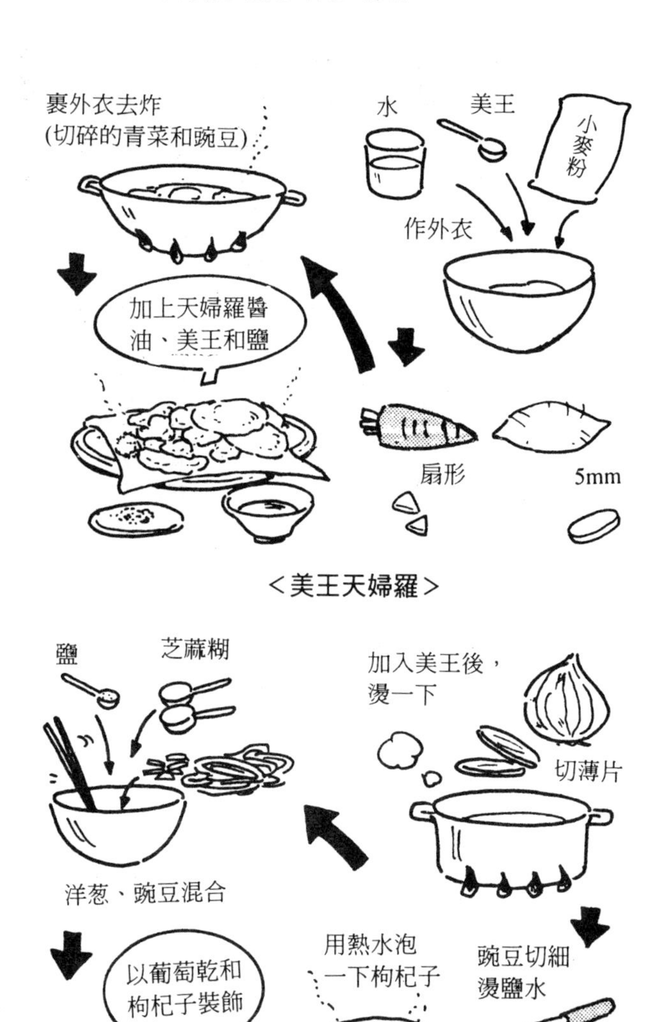
裹外衣去炸
(切碎的青菜和豌豆)
水
美王
小麥粉
作外衣
加上天婦羅醬油、美王和鹽
扇形
5mm
鹽
芝蔴糊
加入美王後，燙一下
切薄片
洋葱、豌豆混合
以葡萄乾和枸杞子裝飾
用熱水泡一下枸杞子
豌豆切細燙鹽水

<美王天婦羅>

<美王洋葱>

作法①美王加入滾水中，洋葱切薄片放入滾水中燙一下。豌豆用鹽水燙過切絲。枸杞子泡一下熱水。

②去水氣的洋葱和豌豆加入A拌勻。

③盛入容器中，以葡萄乾和枸杞子裝飾。

㉙味噌醬茄子

材料（四人份）茄子二個。A（白味噌三大匙、美王二分之一小匙、酒、甜酒料各二大匙）。白芝蔴、七味粉少許。

作法①茄子切三公分薄片，放入烤箱中烤至表面稍焦。

②A放入鍋中熬煮。

③把②淋在烤好的茄子上，撒上白芝蔴和七味粉。

㉚茱麗葉湯

材料（四人份）紅蘿蔔一根、高麗菜一葉、洋葱二分之一個、高湯四杯。A（美王四分之一小匙、鹽、胡椒少許）。芹菜、玄米餅。

作法①青菜切絲放入高湯中煮至軟為止。

②玄米餅切五公釐薄片加入①，待軟後加A調味。

③盛入湯碗，撒些碎芹菜。

㉛咖哩炒飯

材料（四人份）A（米三杯、咖哩粉一小匙、美王二分之一小匙、水三杯多）。B（洋葱一個、紅蘿蔔二分之一根、香菇二朵）。蒜頭、生薑各一片，葡萄乾、芹菜少許。

作法①A加入飯中煮。

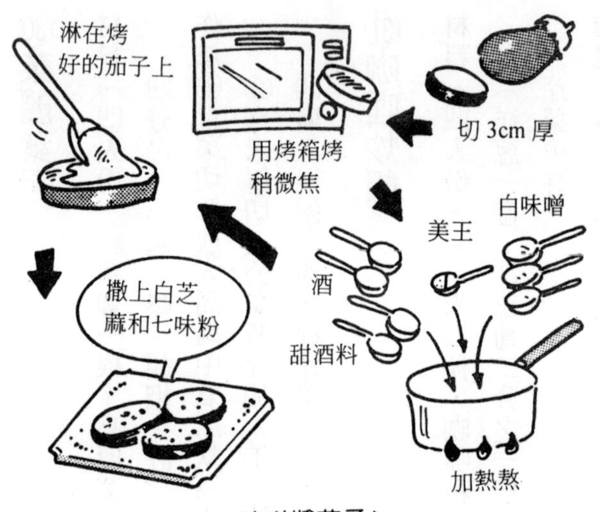
淋在烤
好的茄子上
用烤箱烤
稍微焦
切 3cm 厚
白味噌
美王
酒
甜酒料
撒上白芝
蔴和七味粉
加熱熬

<味噌醬茄子>

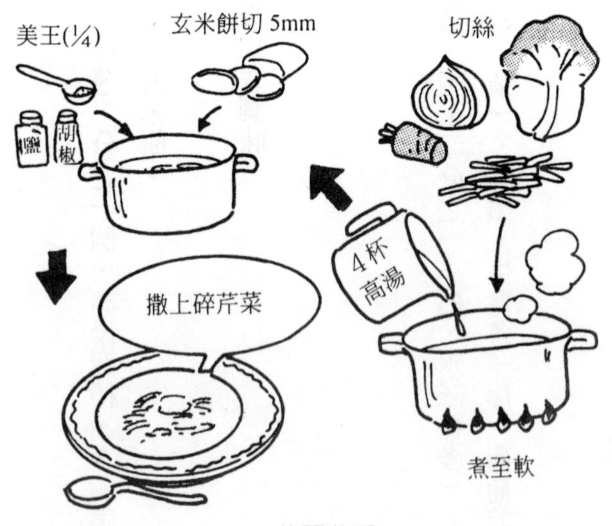
美王(¼)
玄米餅切 5mm
切絲
鹽
胡椒
4杯
高湯
撒上碎芹菜
煮至軟

<茱麗葉湯>

②熱鍋，將蒜頭和生薑切碎下去炒，再加入切絲的B，並調味。
③飯煮好後和②拌勻盛起，撒些碎芹菜和葡萄乾。

㉜南瓜芝蔴糊

材料（四人份）南瓜四分之一個。A（梅肉二個份、芝蔴糊一小匙、葡萄乾二大匙、美王三分之一小匙）。堅果少許。

作法①南瓜煮熟趁熱搗糊。
②將A和①拌勻後用毛巾擰成糰，上置堅果裝飾。

結語

我研究美王已二十年，實際經手漢方則有十八年之久。不知從何時起，醫學學會和一般大眾都認定我是漢方醫學專家，已忘記我原來專攻消化器官疾病。心中雖不免產生一種落寞感，但一想到能救人，就不後悔跳入漢方的領域中。剛開始著手於漢方治療時，發現此絕非能夠在業餘時間研究得清楚的學問，漸漸在學會活動中偏向生藥治療探求和成果報告，結果不知不覺就成了漢方的醫學專家。

被認定為漢方醫學家後，許多患者就紛紛上門求診，有放棄西醫的，也有被中醫醫壞的。雖然我已使用多種漢方的藥方，但對既存的藥方不滿足，因此，開始著手研究單品生藥。

我從四十五年前就開始做關於鬱金（美王）的臨床檢討及基礎研究。這次承蒙數位熱心人士協助，才使關於美王的書有問世的機會。其中幫助最大的是台灣必安研究所的陳玉盤博士和該研究職員們。此成果準備公開發表於學術文獻中。除了該研究所的成果外，我還參照「醫學論壇」（Medical tribune）上發表的報導、幾本學術文獻及古典書籍，才得以完成此書。

至於臨床的實例，都是從利用「日本鬱金產業株式會社」產品的愛用者中選出來，介紹給大家。我盡量不去動他們寫的感想，唯有幾處疾病症狀的敘述稍有錯誤，我做了小幅度的修改。

本書的最後一章介紹了利用美王的料理。這章是由我同住北九州市的料理研究家．高畑先生所完成的。在此深致謝意。

另外，本書的執筆還獲コスモトウーワン公司的山崎優先生全力協助，特別是臨床例子的整理；我個人不過在文章後面加註意見而已。在此一併表達謝意。

水野修一

・法律專欄連載・電腦編號 58

台大法學院 法律學系／策劃
法律服務社／編著

1. 別讓您的權利睡著了 1		200 元
2. 別讓您的權利睡著了 2		200 元

・秘傳占卜系列・電腦編號 14

1. 手相術	淺野八郎著	180 元
2. 人相術	淺野八郎著	150 元
3. 西洋占星術	淺野八郎著	180 元
4. 中國神奇占卜	淺野八郎著	150 元
5. 夢判斷	淺野八郎著	150 元
6. 前世、來世占卜	淺野八郎著	150 元
7. 法國式血型學	淺野八郎著	150 元
8. 靈感、符咒學	淺野八郎著	150 元
9. 紙牌占卜學	淺野八郎著	150 元
10. ESP 超能力占卜	淺野八郎著	150 元
11. 猶太數的秘術	淺野八郎著	150 元
12. 新心理測驗	淺野八郎著	160 元
13. 塔羅牌預言秘法	淺野八郎著	200 元

・趣味心理講座・電腦編號 15

1. 性格測驗① 探索男與女	淺野八郎著	140 元
2. 性格測驗② 透視人心奧秘	淺野八郎著	140 元
3. 性格測驗③ 發現陌生的自己	淺野八郎著	140 元
4. 性格測驗④ 發現你的真面目	淺野八郎著	140 元
5. 性格測驗⑤ 讓你們吃驚	淺野八郎著	140 元
6. 性格測驗⑥ 洞穿心理盲點	淺野八郎著	140 元
7. 性格測驗⑦ 探索對方心理	淺野八郎著	140 元
8. 性格測驗⑧ 由吃認識自己	淺野八郎著	160 元
9. 性格測驗⑨ 戀愛知多少	淺野八郎著	160 元
10. 性格測驗⑩ 由裝扮瞭解人心	淺野八郎著	160 元

11. 性格測驗⑪ 敲開內心玄機　淺野八郎著　140 元
12. 性格測驗⑫ 透視你的未來　淺野八郎著　160 元
13. 血型與你的一生　淺野八郎著　160 元
14. 趣味推理遊戲　淺野八郎著　160 元
15. 行為語言解析　淺野八郎著　160 元

・婦 幼 天 地・電腦編號 16

1. 八萬人減肥成果　黃靜香譯　180 元
2. 三分鐘減肥體操　楊鴻儒譯　150 元
3. 窈窕淑女美髮秘訣　柯素娥譯　130 元
4. 使妳更迷人　成 玉譯　130 元
5. 女性的更年期　官舒姸編譯　160 元
6. 胎內育兒法　李玉瓊編譯　150 元
7. 早產兒袋鼠式護理　唐岱蘭譯　200 元
8. 初次懷孕與生產　婦幼天地編譯組　180 元
9. 初次育兒 12 個月　婦幼天地編譯組　180 元
10. 斷乳食與幼兒食　婦幼天地編譯組　180 元
11. 培養幼兒能力與性向　婦幼天地編譯組　180 元
12. 培養幼兒創造力的玩具與遊戲　婦幼天地編譯組　180 元
13. 幼兒的症狀與疾病　婦幼天地編譯組　180 元
14. 腿部苗條健美法　婦幼天地編譯組　180 元
15. 女性腰痛別忽視　婦幼天地編譯組　150 元
16. 舒展身心體操術　李玉瓊編譯　130 元
17. 三分鐘臉部體操　趙薇妮著　160 元
18. 生動的笑容表情術　趙薇妮著　160 元
19. 心曠神怡減肥法　川津祐介著　130 元
20. 內衣使妳更美麗　陳玄茹譯　130 元
21. 瑜伽美姿美容　黃靜香編著　180 元
22. 高雅女性裝扮學　陳珮玲譯　180 元
23. 蠶糞肌膚美顏法　坂梨秀子著　160 元
24. 認識妳的身體　李玉瓊譯　160 元
25. 產後恢復苗條體態　居理安・芙萊喬著　200 元
26. 正確護髮美容法　山崎伊久江著　180 元
27. 安琪拉美姿養生學　安琪拉蘭斯博瑞著　180 元
28. 女體性醫學剖析　增田豐著　220 元
29. 懷孕與生產剖析　岡部綾子著　180 元
30. 斷奶後的健康育兒　東城百合子著　220 元
31. 引出孩子幹勁的責罵藝術　多湖輝著　170 元
32. 培養孩子獨立的藝術　多湖輝著　170 元
33. 子宮肌瘤與卵巢囊腫　陳秀琳編著　180 元
34. 下半身減肥法　納他夏・史達賓著　180 元
35. 女性自然美容法　吳雅菁編著　180 元
36. 再也不發胖　池園悅太郎著　170 元

37. 生男生女控制術	中垣勝裕著	220元
38. 使妳的肌膚更亮麗	楊　皓編著	170元
39. 臉部輪廓變美	芝崎義夫著	180元
40. 斑點、皺紋自己治療	高須克彌著	180元
41. 面皰自己治療	伊藤雄康著	180元
42. 隨心所欲瘦身冥想法	原久子著	180元
43. 胎兒革命	鈴木丈織著	180元
44. NS磁氣平衡法塑造窈窕奇蹟	古屋和江著	180元
45. 享瘦從腳開始	山田陽子著	180元
46. 小改變瘦4公斤	宮本裕子著	180元
47. 軟管減肥瘦身	高橋輝男著	180元
48. 海藻精神秘美容法	劉名揚編著	180元
49. 肌膚保養與脫毛	鈴木真理著	180元
50. 10天減肥3公斤	彤雲編輯組	180元
51. 穿出自己的品味	西村玲子著	280元

・青春天地・電腦編號17

1. A血型與星座	柯素娥編譯	160元
2. B血型與星座	柯素娥編譯	160元
3. O血型與星座	柯素娥編譯	160元
4. AB血型與星座	柯素娥編譯	120元
5. 青春期性教室	呂貴嵐編譯	130元
6. 事半功倍讀書法	王毅希編譯	150元
7. 難解數學破題	宋釗宜編譯	130元
9. 小論文寫作秘訣	林顯茂編譯	120元
11. 中學生野外遊戲	熊谷康編著	120元
12. 恐怖極短篇	柯素娥編譯	130元
13. 恐怖夜話	小毛驢編譯	130元
14. 恐怖幽默短篇	小毛驢編譯	120元
15. 黑色幽默短篇	小毛驢編譯	120元
16. 靈異怪談	小毛驢編譯	130元
17. 錯覺遊戲	小毛驢編著	130元
18. 整人遊戲	小毛驢編著	150元
19. 有趣的超常識	柯素娥編譯	130元
20. 哦!原來如此	林慶旺編譯	130元
21. 趣味競賽100種	劉名揚編譯	120元
22. 數學謎題入門	宋釗宜編譯	150元
23. 數學謎題解析	宋釗宜編譯	150元
24. 透視男女心理	林慶旺編譯	120元
25. 少女情懷的自白	李桂蘭編譯	120元
26. 由兄弟姊妹看命運	李玉瓊編譯	130元
27. 趣味的科學魔術	林慶旺編譯	150元
28. 趣味的心理實驗室	李燕玲編譯	150元

29. 愛與性心理測驗	小毛驢編譯	130元
30. 刑案推理解謎	小毛驢編譯	130元
31. 偵探常識推理	小毛驢編譯	130元
32. 偵探常識解謎	小毛驢編譯	130元
33. 偵探推理遊戲	小毛驢編譯	130元
34. 趣味的超魔術	廖玉山編著	150元
35. 趣味的珍奇發明	柯素娥編著	150元
36. 登山用具與技巧	陳瑞菊編著	150元
37. 性的漫談	蘇燕謀編著	180元
38. 無的漫談	蘇燕謀編著	180元
39. 黑色漫談	蘇燕謀編著	180元
40. 白色漫談	蘇燕謀編著	180元

・健康天地・電腦編號 18

1. 壓力的預防與治療	柯素娥編譯	130元
2. 超科學氣的魔力	柯素娥編譯	130元
3. 尿療法治病的神奇	中尾良一著	130元
4. 鐵證如山的尿療法奇蹟	廖玉山譯	120元
5. 一日斷食健康法	葉慈容編譯	150元
6. 胃部強健法	陳炳崑譯	120元
7. 癌症早期檢查法	廖松濤譯	160元
8. 老人痴呆症防止法	柯素娥編譯	130元
9. 松葉汁健康飲料	陳麗芬編譯	130元
10. 揉肚臍健康法	永井秋夫著	150元
11. 過勞死、猝死的預防	卓秀貞編譯	130元
12. 高血壓治療與飲食	藤山順豐著	150元
13. 老人看護指南	柯素娥編譯	150元
14. 美容外科淺談	楊啟宏著	150元
15. 美容外科新境界	楊啟宏著	150元
16. 鹽是天然的醫生	西英司郎著	140元
17. 年輕十歲不是夢	梁瑞麟譯	200元
18. 茶料理治百病	桑野和民著	180元
19. 綠茶治病寶典	桑野和民著	150元
20. 杜仲茶養顏減肥法	西田博著	150元
21. 蜂膠驚人療效	瀨長良三郎著	180元
22. 蜂膠治百病	瀨長良三郎著	180元
23. 醫藥與生活(一)	鄭炳全著	180元
24. 鈣長生寶典	落合敏著	180元
25. 大蒜長生寶典	木下繁太郎著	160元
26. 居家自我健康檢查	石川恭三著	160元
27. 永恆的健康人生	李秀鈴譯	200元
28. 大豆卵磷脂長生寶典	劉雪卿譯	150元
29. 芳香療法	梁艾琳譯	160元

30. 醋長生寶典　柯素娥譯　180 元
31. 從星座透視健康　席拉・吉蒂斯著　180 元
32. 愉悅自在保健學　野本二士夫著　160 元
33. 裸睡健康法　丸山淳士等著　160 元
34. 糖尿病預防與治療　藤田順豐著　180 元
35. 維他命長生寶典　菅原明子著　180 元
36. 維他命 C 新效果　鐘文訓編　150 元
37. 手、腳病理按摩　堤芳朗著　160 元
38. AIDS 瞭解與預防　彼得塔歇爾著　180 元
39. 甲殼質殼聚糖健康法　沈永嘉譯　160 元
40. 神經痛預防與治療　木下真男著　160 元
41. 室內身體鍛鍊法　陳炳崑編著　160 元
42. 吃出健康藥膳　劉大器編著　180 元
43. 自我指壓術　蘇燕謀編著　160 元
44. 紅蘿蔔汁斷食療法　李玉瓊編著　150 元
45. 洗心術健康秘法　竺翠萍編譯　170 元
46. 枇杷葉健康療法　柯素娥編譯　180 元
47. 抗衰血癒　楊啟宏著　180 元
48. 與癌搏鬥記　逸見政孝著　180 元
49. 冬蟲夏草長生寶典　高橋義博著　170 元
50. 痔瘡・大腸疾病先端療法　宮島伸宜著　180 元
51. 膠布治癒頑固慢性病　加瀨建造著　180 元
52. 芝麻神奇健康法　小林貞作著　170 元
53. 香煙能防止癡呆？　高田明和著　180 元
54. 穀菜食治癌療法　佐藤成志著　180 元
55. 貼藥健康法　松原英多著　180 元
56. 克服癌症調和道呼吸法　帶津良一著　180 元
57. B 型肝炎預防與治療　野村喜重郎著　180 元
58. 青春永駐養生導引術　早島正雄著　180 元
59. 改變呼吸法創造健康　原久子著　180 元
60. 荷爾蒙平衡養生秘訣　出村博著　180 元
61. 水美肌健康法　井戶勝富著　170 元
62. 認識食物掌握健康　廖梅珠編著　170 元
63. 痛風劇痛消除法　鈴木吉彥著　180 元
64. 酸莖菌驚人療效　上田明彥著　180 元
65. 大豆卵磷脂治現代病　神津健一著　200 元
66. 時辰療法—危險時刻凌晨 4 時　呂建強等著　180 元
67. 自然治癒力提升法　帶津良一著　180 元
68. 巧妙的氣保健法　藤平墨子著　180 元
69. 治癒 C 型肝炎　熊田博光著　180 元
70. 肝臟病預防與治療　劉名揚編著　180 元
71. 腰痛平衡療法　荒井政信著　180 元
72. 根治多汗症、狐臭　稻葉益巳著　220 元
73. 40 歲以後的骨質疏鬆症　沈永嘉譯　180 元

74. 認識中藥　松下一成著　180 元
75. 認識氣的科學　佐佐木茂美著　180 元
76. 我戰勝了癌症　安田伸著　180 元
77. 斑點是身心的危險信號　中野進著　180 元
78. 艾波拉病毒大震撼　玉川重德著　180 元
79. 重新還我黑髮　桑名隆一郎著　180 元
80. 身體節律與健康　林博史著　180 元
81. 生薑治萬病　石原結實著　180 元
82. 靈芝治百病　陳瑞東著　180 元
83. 木炭驚人的威力　大槻彰著　200 元
84. 認識活性氧　井土貴司著　180 元
85. 深海鮫治百病　廖玉山編著　180 元
86. 神奇的蜂王乳　井上丹治著　180 元
87. 卡拉 OK 健腦法　東潔著　180 元
88. 卡拉 OK 健康法　福田伴男著　180 元
89. 醫藥與生活(二)　鄭炳全著　200 元
90. 洋蔥治百病　宮尾興平著　180 元
91. 年輕 10 歲快步健康法　石塚忠雄著　180 元
92. 石榴的驚人神效　岡本順子著　180 元
93. 飲料健康法　白鳥早奈英著　180 元
94. 健康棒體操　劉名揚編譯　180 元
95. 催眠健康法　蕭京凌編著　180 元

・實用女性學講座・電腦編號 19

1. 解讀女性內心世界　島田一男著　150 元
2. 塑造成熟的女性　島田一男著　150 元
3. 女性整體裝扮學　黃靜香編著　180 元
4. 女性應對禮儀　黃靜香編著　180 元
5. 女性婚前必修　小野十傳著　200 元
6. 徹底瞭解女人　田口二州著　180 元
7. 拆穿女性謊言 88 招　島田一男著　200 元
8. 解讀女人心　島田一男著　200 元
9. 俘獲女性絕招　志賀貢著　200 元
10. 愛情的壓力解套　中村理英子著　200 元
11. 妳是人見人愛的女孩　廖松濤編著　200 元

・校園系列・電腦編號 20

1. 讀書集中術　多湖輝著　150 元
2. 應考的訣竅　多湖輝著　150 元
3. 輕鬆讀書贏得聯考　多湖輝著　150 元
4. 讀書記憶秘訣　多湖輝著　150 元

5. 視力恢復！超速讀術　江錦雲譯　180元
6. 讀書36計　黃柏松編著　180元
7. 驚人的速讀術　鐘文訓編著　170元
8. 學生課業輔導良方　多湖輝著　180元
9. 超速讀超記憶法　廖松濤編著　180元
10. 速算解題技巧　宋釗宜編著　200元
11. 看圖學英文　陳炳崑編著　200元
12. 讓孩子最喜歡數學　沈永嘉譯　180元
13. 催眠記憶術　林碧清譯　180元

・實用心理學講座・電腦編號21

1. 拆穿欺騙伎倆　多湖輝著　140元
2. 創造好構想　多湖輝著　140元
3. 面對面心理術　多湖輝著　160元
4. 偽裝心理術　多湖輝著　140元
5. 透視人性弱點　多湖輝著　140元
6. 自我表現術　多湖輝著　180元
7. 不可思議的人性心理　多湖輝著　180元
8. 催眠術入門　多湖輝著　150元
9. 責罵部屬的藝術　多湖輝著　150元
10. 精神力　多湖輝著　150元
11. 厚黑說服術　多湖輝著　150元
12. 集中力　多湖輝著　150元
13. 構想力　多湖輝著　150元
14. 深層心理術　多湖輝著　160元
15. 深層語言術　多湖輝著　160元
16. 深層說服術　多湖輝著　180元
17. 掌握潛在心理　多湖輝著　160元
18. 洞悉心理陷阱　多湖輝著　180元
19. 解讀金錢心理　多湖輝著　180元
20. 拆穿語言圈套　多湖輝著　180元
21. 語言的內心玄機　多湖輝著　180元
22. 積極力　多湖輝著　180元

・超現實心理講座・電腦編號22

1. 超意識覺醒法　詹蔚芬編譯　130元
2. 護摩秘法與人生　劉名揚編譯　130元
3. 秘法！超級仙術入門　陸明譯　150元
4. 給地球人的訊息　柯素娥編著　150元
5. 密教的神通力　劉名揚編著　130元
6. 神秘奇妙的世界　平川陽一著　200元

7. 地球文明的超革命	吳秋嬌譯	200元
8. 力量石的秘密	吳秋嬌譯	180元
9. 超能力的靈異世界	馬小莉譯	200元
10. 逃離地球毀滅的命運	吳秋嬌譯	200元
11. 宇宙與地球終結之謎	南山宏著	200元
12. 驚世奇功揭秘	傅起鳳著	200元
13. 啟發身心潛力心象訓練法	栗田昌裕著	180元
14. 仙道術遁甲法	高藤聰一郎著	220元
15. 神通力的秘密	中岡俊哉著	180元
16. 仙人成仙術	高藤聰一郎著	200元
17. 仙道符咒氣功法	高藤聰一郎著	220元
18. 仙道風水術尋龍法	高藤聰一郎著	200元
19. 仙道奇蹟超幻像	高藤聰一郎著	200元
20. 仙道鍊金術房中法	高藤聰一郎著	200元
21. 奇蹟超醫療治癒難病	深野一幸著	220元
22. 揭開月球的神秘力量	超科學研究會	180元
23. 西藏密教奧義	高藤聰一郎著	250元
24. 改變你的夢術入門	高藤聰一郎著	250元

・養 生 保 健・電腦編號 23

1. 醫療養生氣功	黃孝寬著	250元
2. 中國氣功圖譜	余功保著	230元
3. 少林醫療氣功精粹	井玉蘭著	250元
4. 龍形實用氣功	吳大才等著	220元
5. 魚戲增視強身氣功	宮 嬰著	220元
6. 嚴新氣功	前新培金著	250元
7. 道家玄牝氣功	張 章著	200元
8. 仙家秘傳袪病功	李遠國著	160元
9. 少林十大健身功	秦慶豐著	180元
10. 中國自控氣功	張明武著	250元
11. 醫療防癌氣功	黃孝寬著	250元
12. 醫療強身氣功	黃孝寬著	250元
13. 醫療點穴氣功	黃孝寬著	250元
14. 中國八卦如意功	趙維漢著	180元
15. 正宗馬禮堂養氣功	馬禮堂著	420元
16. 秘傳道家筋經內丹功	王慶餘著	280元
17. 三元開慧功	辛桂林著	250元
18. 防癌治癌新氣功	郭 林著	180元
19. 禪定與佛家氣功修煉	劉天君著	200元
20. 顛倒之術	梅自強著	360元
21. 簡明氣功辭典	吳家駿編	360元
22. 八卦三合功	張全亮著	230元
23. 朱砂掌健身養生功	楊永著	250元

24. 抗老功　陳九鶴著　230元
25. 意氣按穴排濁自療法　黃啟運編著　250元
26. 陳式太極拳養生功　陳正雷著　200元
27. 健身祛病小功法　王培生著　200元

・社會人智囊・電腦編號 24

1. 糾紛談判術　清水增三著　160元
2. 創造關鍵術　淺野八郎著　150元
3. 觀人術　淺野八郎著　180元
4. 應急詭辯術　廖英迪編著　160元
5. 天才家學習術　木原武一著　160元
6. 貓型狗式鑑人術　淺野八郎著　180元
7. 逆轉運掌握術　淺野八郎著　180元
8. 人際圓融術　澀谷昌三著　160元
9. 解讀人心術　淺野八郎著　180元
10. 與上司水乳交融術　秋元隆司著　180元
11. 男女心態定律　小田晉著　180元
12. 幽默說話術　林振輝編著　200元
13. 人能信賴幾分　淺野八郎著　180元
14. 我一定能成功　李玉瓊譯　180元
15. 獻給青年的嘉言　陳蒼杰譯　180元
16. 知人、知面、知其心　林振輝編著　180元
17. 塑造堅強的個性　坂上肇著　180元
18. 為自己而活　佐藤綾子著　180元
19. 未來十年與愉快生活有約　船井幸雄著　180元
20. 超級銷售話術　杜秀卿譯　180元
21. 感性培育術　黃靜香編著　180元
22. 公司新鮮人的禮儀規範　蔡媛惠譯　180元
23. 傑出職員鍛鍊術　佐佐木正著　180元
24. 面談獲勝戰略　李芳黛譯　180元
25. 金玉良言撼人心　森純大著　180元
26. 男女幽默趣典　劉華亭編著　180元
27. 機智說話術　劉華亭編著　180元
28. 心理諮商室　柯素娥譯　180元
29. 如何在公司崢嶸頭角　佐佐木正著　180元
30. 機智應對術　李玉瓊編著　200元
31. 克服低潮良方　坂野雄二著　180元
32. 智慧型說話技巧　沈永嘉編著　180元
33. 記憶力、集中力增進術　廖松濤編著　180元
34. 女職員培育術　林慶旺編著　180元
35. 自我介紹與社交禮儀　柯素娥編著　180元
36. 積極生活創幸福　田中真澄著　180元
37. 妙點子超構想　多湖輝著　180元

38. 說 NO 的技巧　廖玉山編著　180 元
39. 一流說服力　李玉瓊編著　180 元
40. 般若心經成功哲學　陳鴻蘭編著　180 元
41. 訪問推銷術　黃靜香編著　180 元
42. 男性成功秘訣　陳蒼杰編著　180 元
43. 笑容、人際智商　宮川澄子著　180 元
44. 多湖輝的構想工作室　多湖輝著　200 元
45. 名人名語啟示錄　喬家楓著　180 元

・精 選 系 列・電腦編號 25

1. 毛澤東與鄧小平　渡邊利夫等著　280 元
2. 中國大崩裂　江戶介雄著　180 元
3. 台灣・亞洲奇蹟　上村幸治著　220 元
4. 7-ELEVEN 高盈收策略　國友隆一著　180 元
5. 台灣獨立（新・中國日本戰爭一）　森詠著　200 元
6. 迷失中國的末路　江戶雄介著　220 元
7. 2000 年 5 月全世界毀滅　紫藤甲子男著　180 元
8. 失去鄧小平的中國　小島朋之著　220 元
9. 世界史爭議性異人傳　桐生操著　200 元
10. 淨化心靈享人生　松濤弘道著　220 元
11. 人生心情診斷　賴藤和寬著　220 元
12. 中美大決戰　檜山良昭著　220 元
13. 黃昏帝國美國　莊雯琳譯　220 元
14. 兩岸衝突（新・中國日本戰爭二）　森詠著　220 元
15. 封鎖台灣（新・中國日本戰爭三）　森詠著　220 元
16. 中國分裂（新・中國日本戰爭四）　森詠著　220 元
17. 由女變男的我　虎井正衛著　200 元
18. 佛學的安心立命　松濤弘道著　220 元
19. 世界喪禮大觀　松濤弘道著　280 元

・運 動 遊 戲・電腦編號 26

1. 雙人運動　李玉瓊譯　160 元
2. 愉快的跳繩運動　廖玉山譯　180 元
3. 運動會項目精選　王佑京譯　150 元
4. 肋木運動　廖玉山譯　150 元
5. 測力運動　王佑宗譯　150 元
6. 游泳入門　唐桂萍編著　200 元

・休 閒 娛 樂・電腦編號 27

1. 海水魚飼養法　田中智浩著　300 元

2.	金魚飼養法	曾雪玫譯	250 元
3.	熱門海水魚	毛利匡明著	480 元
4.	愛犬的教養與訓練	池田好雄著	250 元
5.	狗教養與疾病	杉浦哲著	220 元
6.	小動物養育技巧	三上昇著	300 元
20.	園藝植物管理	船越亮二著	220 元

・銀髮族智慧學・電腦編號 28

1.	銀髮六十樂逍遙	多湖輝著	170 元
2.	人生六十反年輕	多湖輝著	170 元
3.	六十歲的決斷	多湖輝著	170 元
4.	銀髮族健身指南	孫瑞台編著	250 元

・飲 食 保 健・電腦編號 29

1.	自己製作健康茶	大海淳著	220 元
2.	好吃、具藥效茶料理	德永睦子著	220 元
3.	改善慢性病健康藥草茶	吳秋嬌譯	200 元
4.	藥酒與健康果菜汁	成玉編著	250 元
5.	家庭保健養生湯	馬汴梁編著	220 元
6.	降低膽固醇的飲食	早川和志著	200 元
7.	女性癌症的飲食	女子營養大學	280 元
8.	痛風者的飲食	女子營養大學	280 元
9.	貧血者的飲食	女子營養大學	280 元
10.	高脂血症者的飲食	女子營養大學	280 元
11.	男性癌症的飲食	女子營養大學	280 元
12.	過敏者的飲食	女子營養大學	280 元
13.	心臟病的飲食	女子營養大學	280 元
14.	滋陰壯陽的飲食	王增著	220 元

・家庭醫學保健・電腦編號 30

1.	女性醫學大全	雨森良彥著	380 元
2.	初為人父育兒寶典	小瀧周曹著	220 元
3.	性活力強健法	相建華著	220 元
4.	30 歲以上的懷孕與生產	李芳黛編著	220 元
5.	舒適的女性更年期	野末悅子著	200 元
6.	夫妻前戲的技巧	笠井寬司著	200 元
7.	病理足穴按摩	金慧明著	220 元
8.	爸爸的更年期	河野孝旺著	200 元
9.	橡皮帶健康法	山田晶著	180 元
10.	三十三天健美減肥	相建華等著	180 元

11. 男性健美入門	孫玉祿編著	180 元
12. 強化肝臟秘訣	主婦の友社編	200 元
13. 了解藥物副作用	張果馨譯	200 元
14. 女性醫學小百科	松山榮吉著	200 元
15. 左轉健康法	龜田修等著	200 元
16. 實用天然藥物	鄭炳全編著	260 元
17. 神秘無痛平衡療法	林宗駛著	180 元
18. 膝蓋健康法	張果馨譯	180 元
19. 針灸治百病	葛書翰著	250 元
20. 異位性皮膚炎治癒法	吳秋嬌譯	220 元
21. 禿髮白髮預防與治療	陳炳崑編著	180 元
22. 埃及皇宮菜健康法	飯森薰著	200 元
23. 肝臟病安心治療	上野幸久著	220 元
24. 耳穴治百病	陳抗美等著	250 元
25. 高效果指壓法	五十嵐康彥著	200 元
26. 瘦水、胖水	鈴木園子著	200 元
27. 手針新療法	朱振華著	200 元
28. 香港腳預防與治療	劉小惠譯	200 元
29. 智慧飲食吃出健康	柯富陽編著	200 元
30. 牙齒保健法	廖玉山編著	200 元
31. 恢復元氣養生食	張果馨譯	200 元
32. 特效推拿按摩術	李玉田著	200 元
33. 一週一次健康法	若狹真著	200 元
34. 家常科學膳食	大塚滋著	220 元
35. 夫妻們關心的男性不孕	原利夫著	220 元
36. 自我瘦身美容	馬野詠子著	200 元
37. 魔法姿勢益健康	五十嵐康彥著	200 元
38. 眼病錘療法	馬栩周著	200 元
39. 預防骨質疏鬆症	藤田拓男著	200 元
40. 骨質增生效驗方	李吉茂編著	250 元
41. 蕺菜健康法	小林正夫著	200 元
42. 赧於啟齒的男性煩惱	增田豐著	220 元
43. 簡易自我健康檢查	稻葉允著	250 元
44. 實用花草健康法	友田純子著	200 元
45. 神奇的手掌療法	日比野喬著	230 元
46. 家庭式三大穴道療法	刑部忠和著	200 元
47. 子宮癌、卵巢癌	岡島弘幸著	220 元
48. 糖尿病機能性食品	劉雪卿編著	220 元
49. 奇蹟活現經脈美容法	林振輝編譯	200 元
50. Super SEX	秋好憲一著	220 元
51. 了解避孕丸	林玉佩譯	200 元

·超經營新智慧· 電腦編號 31

1.	躍動的國家越南	林雅倩譯	250元
2.	甦醒的小龍菲律賓	林雅倩譯	220元
3.	中國的危機與商機	中江要介著	250元
4.	在印度的成功智慧	山內利男著	220元
5.	7-ELEVEN大革命	村上豐道著	200元
6.	業務員成功秘方	呂育清編著	200元

·心 靈 雅 集· 電腦編號 00

1.	禪言佛語看人生	松濤弘道著	180元
2.	禪密教的奧秘	葉逯謙譯	120元
3.	觀音大法力	田口日勝著	120元
4.	觀音法力的大功德	田口日勝著	120元
5.	達摩禪106智慧	劉華亭編譯	220元
6.	有趣的佛教研究	葉逯謙編譯	170元
7.	夢的開運法	蕭京凌譯	130元
8.	禪學智慧	柯素娥編譯	130元
9.	女性佛教入門	許俐萍譯	110元
10.	佛像小百科	心靈雅集編譯組	130元
11.	佛教小百科趣談	心靈雅集編譯組	120元
12.	佛教小百科漫談	心靈雅集編譯組	150元
13.	佛教知識小百科	心靈雅集編譯組	150元
14.	佛學名言智慧	松濤弘道著	220元
15.	釋迦名言智慧	松濤弘道著	220元
16.	活人禪	平田精耕著	120元
17.	坐禪入門	柯素娥編譯	150元
18.	現代禪悟	柯素娥編譯	130元
19.	道元禪師語錄	心靈雅集編譯組	130元
20.	佛學經典指南	心靈雅集編譯組	130元
21.	何謂「生」阿含經	心靈雅集編譯組	150元
22.	一切皆空 般若心經	心靈雅集編譯組	180元
23.	超越迷惘 法句經	心靈雅集編譯組	130元
24.	開拓宇宙觀 華嚴經	心靈雅集編譯組	180元
25.	真實之道 法華經	心靈雅集編譯組	130元
26.	自由自在 涅槃經	心靈雅集編譯組	130元
27.	沈默的教示 維摩經	心靈雅集編譯組	150元
28.	開通心眼 佛語佛戒	心靈雅集編譯組	130元
29.	揭秘寶庫 密教經典	心靈雅集編譯組	180元
30.	坐禪與養生	廖松濤譯	110元
31.	釋尊十戒	柯素娥編譯	120元
32.	佛法與神通	劉欣如編著	120元

33. 悟（正法眼藏的世界）	柯素娥編譯	120 元
34. 只管打坐	劉欣如編著	120 元
35. 喬答摩・佛陀傳	劉欣如編著	120 元
36. 唐玄奘留學記	劉欣如編著	120 元
37. 佛教的人生觀	劉欣如編譯	110 元
38. 無門關(上卷)	心靈雅集編譯組	150 元
39. 無門關(下卷)	心靈雅集編譯組	150 元
40. 業的思想	劉欣如編著	130 元
41. 佛法難學嗎	劉欣如著	140 元
42. 佛法實用嗎	劉欣如著	140 元
43. 佛法殊勝嗎	劉欣如著	140 元
44. 因果報應法則	李常傳編	180 元
45. 佛教醫學的奧秘	劉欣如編著	150 元
46. 紅塵絕唱	海　若著	130 元
47. 佛教生活風情	洪丕謨、姜玉珍著	220 元
48. 行住坐臥有佛法	劉欣如著	160 元
49. 起心動念是佛法	劉欣如著	160 元
50. 四字禪語	曹洞宗青年會	200 元
51. 妙法蓮華經	劉欣如編著	160 元
52. 根本佛教與大乘佛教	葉作森編	180 元
53. 大乘佛經	定方晟著	180 元
54. 須彌山與極樂世界	定方晟著	180 元
55. 阿闍世的悟道	定方晟著	180 元
56. 金剛經的生活智慧	劉欣如著	180 元
57. 佛教與儒教	劉欣如編譯	180 元
58. 佛教史入門	劉欣如編譯	180 元
59. 印度佛教思想史	劉欣如編譯	200 元
60. 佛教與女姓	劉欣如編譯	180 元
61. 禪與人生	洪丕謨主編	260 元

・經 營 管 理・電腦編號 01

◎ 創新經營管理六十六大計(精)	蔡弘文編	780 元
1. 如何獲取生意情報	蘇燕謀譯	110 元
2. 經濟常識問答	蘇燕謀譯	130 元
4. 台灣商戰風雲錄	陳中雄著	120 元
5. 推銷大王秘錄	原一平著	180 元
6. 新創意・賺大錢	王家成譯	90 元
7. 工廠管理新手法	琪　輝著	120 元
10. 美國實業 24 小時	柯順隆譯	80 元
11. 撼動人心的推銷法	原一平著	150 元
12. 高竿經營法	蔡弘文編	120 元
13. 如何掌握顧客	柯順隆譯	150 元
17. 一流的管理	蔡弘文編	150 元

18. 外國人看中韓經濟	劉華亭譯	150元
20. 突破商場人際學	林振輝編著	90元
22. 如何使女人打開錢包	林振輝編著	100元
24. 小公司經營策略	王嘉誠著	160元
25. 成功的會議技巧	鐘文訓編譯	100元
26. 新時代老闆學	黃柏松編著	100元
27. 如何創造商場智囊團	林振輝編譯	150元
28. 十分鐘推銷術	林振輝編譯	180元
29. 五分鐘育才	黃柏松編譯	100元
33. 自我經濟學	廖松濤編譯	100元
34. 一流的經營	陶田生編著	120元
35. 女性職員管理術	王昭國編譯	120元
36. ＩＢＭ的人事管理	鐘文訓編譯	150元
37. 現代電腦常識	王昭國編譯	150元
38. 電腦管理的危機	鐘文訓編譯	120元
39. 如何發揮廣告效果	王昭國編譯	150元
40. 最新管理技巧	王昭國編譯	150元
41. 一流推銷術	廖松濤編譯	150元
42. 包裝與促銷技巧	王昭國編譯	130元
43. 企業王國指揮塔	松下幸之助著	120元
44. 企業精銳兵團	松下幸之助著	120元
45. 企業人事管理	松下幸之助著	100元
46. 華僑經商致富術	廖松濤編譯	130元
47. 豐田式銷售技巧	廖松濤編譯	180元
48. 如何掌握銷售技巧	王昭國編著	130元
50. 洞燭機先的經營	鐘文訓編譯	150元
52. 新世紀的服務業	鐘文訓編譯	100元
53. 成功的領導者	廖松濤編譯	120元
54. 女推銷員成功術	李玉瓊編譯	130元
55. ＩＢＭ人才培育術	鐘文訓編譯	100元
56. 企業人自我突破法	黃琪輝編著	150元
58. 財富開發術	蔡弘文編著	130元
59. 成功的店舖設計	鐘文訓編著	150元
61. 企管回春法	蔡弘文編著	130元
62. 小企業經營指南	鐘文訓編譯	100元
63. 商場致勝名言	鐘文訓編譯	150元
64. 迎接商業新時代	廖松濤編譯	100元
66. 新手股票投資入門	何朝乾編著	200元
67. 上揚股與下跌股	何朝乾編譯	180元
68. 股票速成學	何朝乾編譯	200元
69. 理財與股票投資策略	黃俊豪編著	180元
70. 黃金投資策略	黃俊豪編著	180元
71. 厚黑管理學	廖松濤編譯	180元
72. 股市致勝格言	呂梅莎編譯	180元

73. 透視西武集團 林谷燁編譯 150元
76. 巡迴行銷術 陳蒼杰譯 150元
77. 推銷的魔術 王嘉誠譯 120元
78. 60 秒指導部屬 周蓮芬編譯 150元
79. 精銳女推銷員特訓 李玉瓊編譯 130元
80. 企劃、提案、報告圖表的技巧 鄭汶譯 180元
81. 海外不動產投資 許達守編譯 150元
82. 八百伴的世界策略 李玉瓊譯 150元
83. 服務業品質管理 吳宜芬譯 180元
84. 零庫存銷售 黃東謙編譯 150元
85. 三分鐘推銷管理 劉名揚編譯 150元
86. 推銷大王奮鬥史 原一平著 150元
87. 豐田汽車的生產管理 林谷燁編譯 150元

・成 功 寶 庫・電腦編號 02

1. 上班族交際術 江森滋著 100元
2. 拍馬屁訣竅 廖玉山編譯 110元
4. 聽話的藝術 歐陽輝編譯 110元
9. 求職轉業成功術 陳義編著 110元
10. 上班族禮儀 廖玉山編著 120元
11. 接近心理學 李玉瓊編著 100元
12. 創造自信的新人生 廖松濤編著 120元
15. 神奇瞬間瞑想法 廖松濤編譯 100元
16. 人生成功之鑰 楊意苓編著 150元
19. 給企業人的諍言 鐘文訓編著 120元
20. 企業家自律訓練法 陳義編譯 100元
21. 上班族妖怪學 廖松濤編著 100元
22. 猶太人縱橫世界的奇蹟 孟佑政編著 110元
25. 你是上班族中強者 嚴思圖編著 100元
30. 成功頓悟 100 則 蕭京凌編譯 130元
32. 知性幽默 李玉瓊編譯 130元
33. 熟記對方絕招 黃靜香編譯 100元
37. 察言觀色的技巧 劉華亭編著 180元
38. 一流領導力 施義彥編譯 120元
40. 30 秒鐘推銷術 廖松濤編譯 150元
41. 猶太成功商法 周蓮芬編譯 120元
42. 尖端時代行銷策略 陳蒼杰編著 100元
43. 顧客管理學 廖松濤編著 100元
44. 如何使對方說 Yes 程羲編著 150元
47. 上班族口才學 楊鴻儒譯 120元
48. 上班族新鮮人須知 程羲編著 120元
49. 如何左右逢源 程羲編著 130元
50. 語言的心理戰 多湖輝著 130元

55. 性惡企業管理學 陳蒼杰譯 130元
56. 自我啟發200招 楊鴻儒編著 150元
57. 做個傑出女職員 劉名揚編著 130元
58. 靈活的集團營運術 楊鴻儒編著 120元
60. 個案研究活用法 楊鴻儒編著 130元
61. 企業教育訓練遊戲 楊鴻儒編著 120元
62. 管理者的智慧 程義編譯 130元
63. 做個佼佼管理者 馬筱莉編譯 130元
67. 活用禪學於企業 柯素娥編譯 130元
69. 幽默詭辯術 廖玉山編譯 150元
70. 拿破崙智慧箴言 柯素娥編譯 130元
71. 自我培育・超越 蕭京凌編譯 150元
74. 時間即一切 沈永嘉編譯 130元
75. 自我脫胎換骨 柯素娥譯 150元
76. 贏在起跑點 人才培育鐵則 楊鴻儒編譯 150元
77. 做一枚活棋 李玉瓊編譯 130元
78. 面試成功戰略 柯素娥編譯 130元
81. 瞬間攻破心防法 廖玉山編譯 120元
82. 改變一生的名言 李玉瓊編譯 130元
83. 性格性向創前程 楊鴻儒編譯 130元
84. 訪問行銷新竅門 廖玉山編譯 150元
85. 無所不達的推銷話術 李玉瓊編譯 150元

・處 世 智 慧・電腦編號 03

1. 如何改變你自己 陸明編譯 120元
6. 靈感成功術 譚繼山編譯 80元
8. 扭轉一生的五分鐘 黃柏松編譯 100元
10. 現代人的詭計 林振輝譯 100元
13. 口才必勝術 黃柏松編譯 120元
14. 女性的智慧 譚繼山編譯 90元
16. 人生的體驗 陸明編譯 80元
18. 幽默吹牛術 金子登著 90元
19. 攻心說服術 多湖輝著 100元
24. 慧心良言 亦奇著 80元
25. 名家慧語 蔡逸鴻主編 90元
28. 如何發揮你的潛能 陸明編譯 90元
29. 女人身態語言學 李常傳譯 130元
30. 摸透女人心 張文志譯 90元
32. 給女人的悄悄話 妮倩編譯 90元
34. 如何開拓快樂人生 陸明編譯 90元
36. 成功的捷徑 鐘文訓譯 70元
37. 幽默逗笑術 林振輝著 120元
38. 活用血型讀書法 陳炳崑譯 80元

39. 心　燈	葉于模著	100 元
40. 當心受騙	林顯茂譯	90 元
41. 心・體・命運	蘇燕謀譯	70 元
43. 宮本武藏五輪書金言錄	宮本武藏著	100 元
47. 成熟的愛	林振輝譯	120 元
48. 現代女性駕馭術	蔡德華著	90 元
49. 禁忌遊戲	酒井潔著	90 元
52. 摸透男人心	劉華亭編譯	80 元
53. 如何達成願望	謝世輝著	90 元
54. 創造奇蹟的「想念法」	謝世輝著	90 元
55. 創造成功奇蹟	謝世輝著	90 元
57. 幻想與成功	廖松濤譯	80 元
58. 反派角色的啟示	廖松濤編譯	70 元
59. 現代女性須知	劉華亭編著	75 元
62. 如何突破內向	姜倩怡編譯	110 元
64. 讀心術入門	王家成編譯	100 元
65. 如何解除內心壓力	林美羽編著	110 元
66. 取信於人的技巧	多湖輝著	110 元
68. 自我能力的開拓	卓一凡編著	110 元
70. 縱橫交涉術	嚴思圖編著	90 元
71. 如何培養妳的魅力	劉文珊編著	90 元
75. 個性膽怯者的成功術	廖松濤編譯	100 元
76. 人性的光輝	文可式編著	90 元
79. 培養靈敏頭腦秘訣	廖玉山編著	90 元
80. 夜晚心理術	鄭秀美編譯	80 元
81. 如何做個成熟的女性	李玉瓊編著	80 元
82. 現代女性成功術	劉文珊編著	90 元
83. 成功說話技巧	梁惠珠編譯	100 元
84. 人生的真諦	鐘文訓編譯	100 元
85. 妳是人見人愛的女孩	廖松濤編著	120 元
87. 指尖・頭腦體操	蕭京凌編譯	90 元
88. 電話應對禮儀	蕭京凌編著	120 元
89. 自我表現的威力	廖松濤編譯	100 元
90. 名人名語啟示錄	喬家楓編著	100 元
91. 男與女的哲思	程鐘梅編譯	110 元
92. 靈思慧語	牧風著	110 元
93. 心靈夜語	牧風著	100 元
94. 激盪腦力訓練	廖松濤編譯	100 元
95. 三分鐘頭腦活性法	廖玉山編譯	110 元
96. 星期一的智慧	廖玉山編譯	100 元
97. 溝通說服術	賴文琇編譯	100 元

國家圖書館出版品預行編目資料

鬱金（美王）治百病／水野修一著，劉淑錦譯
－初版－臺北市，大展，民 88
169 面；21 公分－（健康天地；96）
譯自：最強の薬草ウコンの秘密
ISBN 957-557-904-6（平裝）
1. 植物性生藥　2. 藥材

418.52　　88001278

SAIKYOU NO YAKUSOU UKON NO HIMITSU

Originally published in Japan in 1995 by KOSAIDO SHUPPAN CO., LTD
Chinese translation rights arranged through TOHAN CORPORATION, TOKYO and KEIO Cultural Enterprise CO., LTD

版權仲介：京王文化事業有限公司

鬱金（美王）治百病　ISBN 957-557-904-6

原 著 者／水 野 修 一
編 譯 者／劉　淑　錦
發 行 人／蔡　森　明
出 版 者／大展出版社有限公司
社　　址／台北市北投區（石牌）致遠一路 2 段 12 巷 1 號
電　　話／(02) 28236031・28236033
傳　　真／(02) 28272069
郵政劃撥／0166955—1
登 記 證／局版臺業字第 2171 號
承 印 者／高星企業有限公司
裝　　訂／日新裝訂所
排 版 者／千兵企業有限公司
電　　話／(02) 28812643
初版1刷／1999 年（民 88 年） 2 月

定　　價／180 元

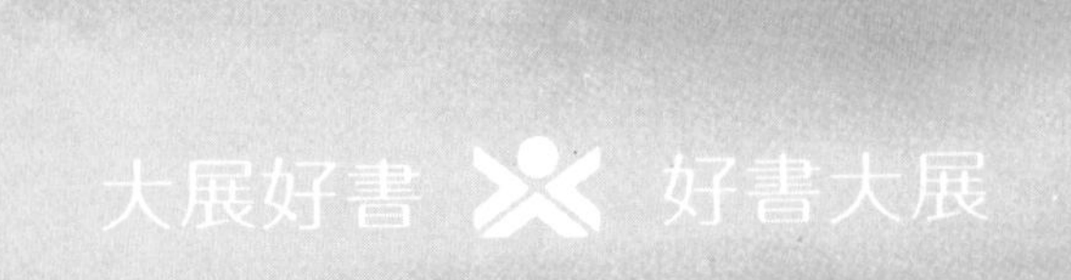
大展好書
好書大展

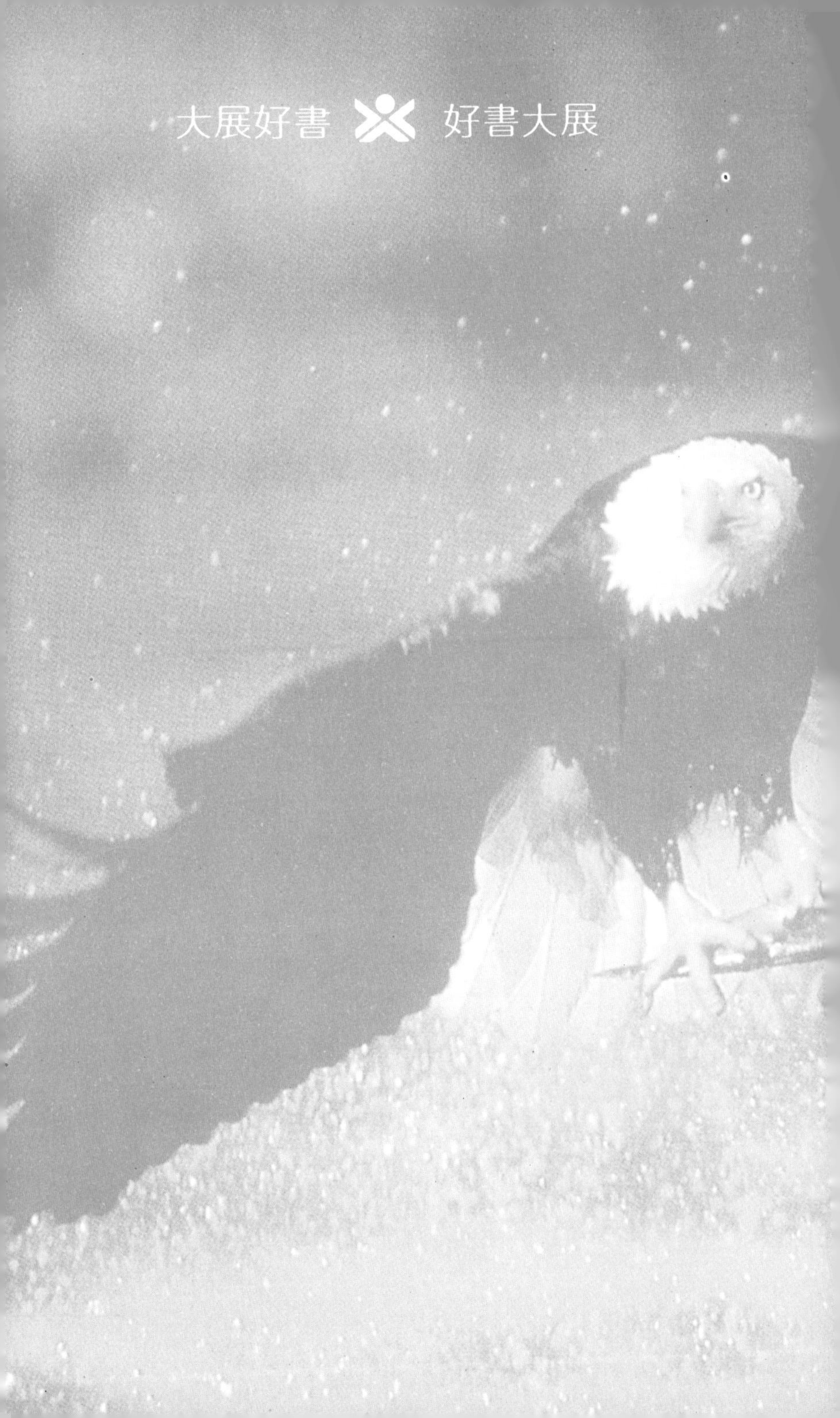
大展好書 好書大展